U0391337

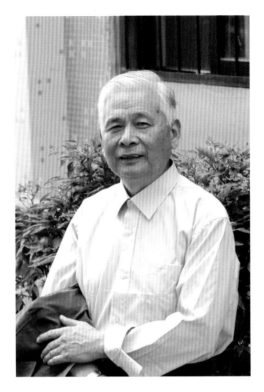

王旭简介

　　王旭(1935—),汉族,河南安阳人,为全国名老中医,全国第二、第三批老中医药专家学术经验继承工作指导老师。出生于中医世家,为王氏中医第七代传人,自幼随父王瑞麟(1963年获中央卫生部全国16所大专院校名老中医称号)习医,曾聆听祖父王忠教诲,并整理其临床医药经验。1960年毕业于河南中医学院,毕业留院后,历任河南中医学院外科教研室主任,河南中医学院第一附属医院大外科主任等职。1977年赴藏支援西藏山南地区人民医院两年,1985年参加日语学习进修班结业,2008年获河南省中医药管理局"河南中医事业终身成就奖",2012年获全国名老中医传承工作室。撰写肛肠病方面的相关论文60余篇。主编、修订、翻译(日)、参编医学著作12部,其中《中医外科理治》近60万字,荣获1996年第三届世界传统医药国际优秀成果奖。曾获河南省教委科技进步二等奖,河南省科委技术进步三等奖以及河南省卫生系统先进工作者,河南中医学院第一附属医院医德医风先进,河南中医学院教书育人先进个人等荣誉称号。

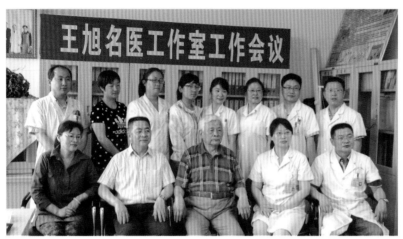

王旭老师与工作室成员合影

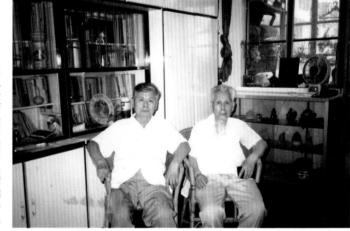

王旭老师和父亲王瑞麟合影

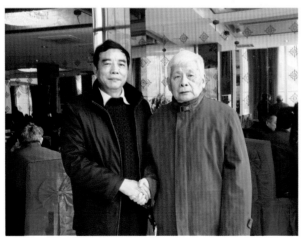

王旭老师和夏祖昌副厅长合影

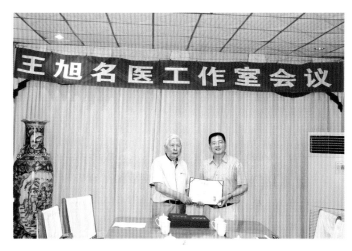

王旭老师授予工作室负责人刘佃温教授证书

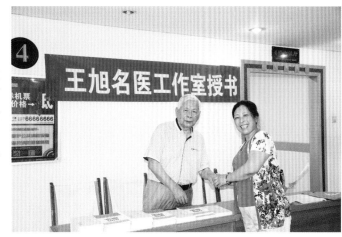

王旭老师免费赠送图书

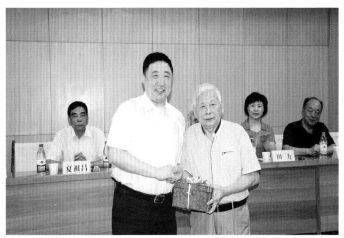

中华中医学会外科分会裴晓华主任委员代表外科分会为王旭老师颁奖

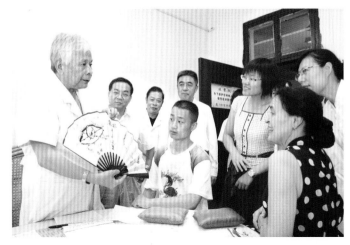

德艺双馨，名扬四海

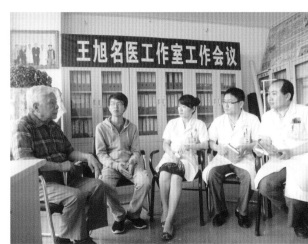

传道授业，解答疑惑

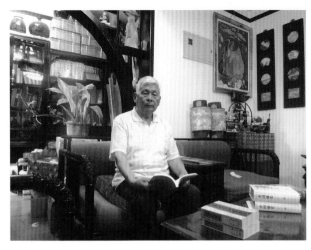

要学一生，一生学

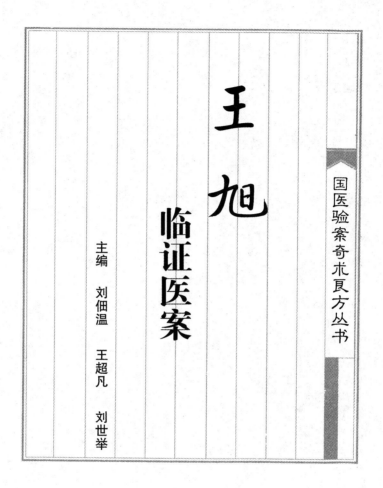

王旭
临证医案

国医验案奇术良方丛书

主编 刘佃温 王超凡 刘世举

中原农民出版社

·郑州·

图书在版编目(CIP)数据

王旭临证医案/刘佃温,王超凡,刘世举主编.—郑州:中原农民出版社,
2016.6
(国医验案奇术良方丛书)
ISBN 978-7-5542-1434-3

Ⅰ.①王… Ⅱ.①刘… ②王… ③刘… Ⅲ.①医案-汇编-中国-现代 Ⅳ.①R249.7

中国版本图书馆 CIP 数据核字(2016)第 093482 号

王旭临证医案

WANGXU LINZHENG YI' AN

出版:中原农民出版社			
地址:河南省郑州市经五路 66 号		**邮编:**450002	
网址:http://www.zynm.com		**电话:**0371-65751257	
发行:全国新华书店			
承印:辉县市伟业印务有限公司			

投稿邮箱:zynmpress@sina.com

医卫博客:http://blog.sina.com.cn/zynmcbs

策划编辑电话:0371-65788653 　　　　　　**邮购热线:**0371-65724566

开本:710mm×1010mm 　　1/16
印张:11
字数:203 千字 　　　　　　　　　　**插页:**4
版次:2016 年 6 月第 1 版 　　　　　　**印次:**2016 年 6 月第 1 次印刷
书号:ISBN 978-7-5542-1434-3 　　　　　**定价:**29.00 元

本书如有印装质量问题,由承印厂负责调换。

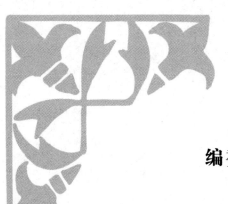

编委会

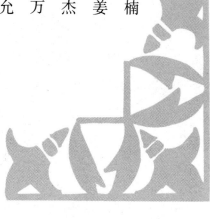

前　言

　　王旭老师出生于中医世家，自幼随祖父王忠、父亲王瑞麟习医，为王氏第七代传人，后就读于河南中学院，勤奋刻苦，好学善思，博览群书，精研经典，行医60载，学验俱丰，积累了丰富的临床经验，治疗患者无数，总结病例上万例，辨证须准，选方遣药精湛，德艺双馨，患者云集。

　　王旭老师继承了祖父王忠、父亲王瑞麟学术思想的精髓，以其七代世医之功底，总结前人成就，吸取西医的精华，并使之发扬光大，理论升华。"整体思维观"是王旭老师将哲理和医理及经验的有机结合，诊治疾病和对事物的认识，必须坚持在"天地人"三才合一整体思维观指导下因时、因地、因人制宜地全面思考。如果一味地只考虑局部，不注意整体，就会犯"只注意树木，不注意森林"和"头痛治头，脚痛治脚"的片面性和主观性错误。

　　在诊断方面，王旭老师总结王瑞麟老师"经纬生息诊断治疗法"，采用人体经纬生息系统理论基础上，形成独特的诊断治疗体系，既可作为临床诊断和鉴别诊断的方法，也可作为处方用药（内服和外用）的依据，特别对针灸、穴位注射、水针疗法的正确选穴、配穴、注射用药等提供临床应用重要的参考依据，独具中医特色。

　　治疗方面，王旭老师以"十二证治法""十二证治变法"为经，运用辨病、辨证相结合的方法，就病变、证变、法变、药变等进行了系统阐述。在辨证用药组方上，王旭老师总结的"主、辅、保、抗"组方用药方法，在原君（主）、臣（辅）、佐、使的基础上，随着当今多学科高新技术对中国医药学在生理、病理、药理、毒理等领域研究成果中，进一步证实了中国医药学传统理论的正确，而且大大丰富和发展了中国医药学在生理、病理、药理、毒理等领域的新技术、新理念、新内容，是"君、臣、佐、使"配伍方法的完善和创新。

　　本书选取王旭老师临床诊治病例200余例，编汇成册，内容包含了内、外、妇、儿等相关疾病，供同道在诊病过程中做一参考。根据发病部位、病变脏腑和病变特征，以三焦形式进行医案分类。由于水平有限，时间紧迫，文中不足之处，敬请批评指正。

刘佃温

2016 年 2 月 22 日

目　录

3

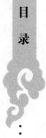

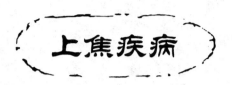

感 冒

案 宋某,女,5 岁 10 个月,2004 年 1 月 29 日初诊。

主诉:咳嗽、喷嚏 2 天。现病史:流涕、咳嗽、喷嚏 2 天,脉浮,舌尖红,苔白。既往史:鼻炎、消化不良。体温:36.8℃。诊断:①感冒;②消化不良。辨证:风寒犯肺证。

处方:羌活 10g,防风 10g,细辛 3g,苍术 10g,川芎 6g,柴胡 10g,黄芩 15g,青蒿 15g,金银花 15g,连翘 10g,板蓝根 15g,生贯众 15g,石韦 30g,甘草 10g。

2 剂,水煎服,每日 1 剂。

2004 年 1 月 31 日二诊:服药 2 剂后咳嗽减轻,有痰、鼻塞。上方加芦根 15g、薏苡仁 15g、冬瓜子 20g,3 剂,水煎服,每日 1 剂。

2004 年 2 月 4 日三诊:病情明显好转,咳嗽咯痰减轻,但流涕。继服上方 3 剂巩固治疗。

2004 年 2 月 7 日四诊:感冒症状基本消除,给予党参 15g、白术 20g、茯苓 20g、甘草 8g、陈皮 15g、半夏 15g,5 剂,水煎服,每日 1 剂。

按:患者因流涕、咳嗽、喷嚏来诊,从症状上看患者风寒表证,故给予羌活、防风、细辛、苍术等解表散寒,柴胡、黄芩、青蒿、金银花等共用,具有清热解表之效。二诊加芦根、薏苡仁以清热化痰,三诊感冒明显好转,巩固治疗后痊愈。后给予患者四君子汤加减,嘱患者继续服用,体现了"培土生金"的思想。

案 刘某,男,60 岁,2014 年 5 月 17 日初诊。

主诉:因受凉后胃部不适,腹痛,大便每日 2 次、不成形,左侧头痛、眉棱骨痛,脉弦,舌质暗红,苔薄白。血压:145/75mmHg(1mmHg≈0.133 3kPa)。诊断:感冒。

处方:羌活 10g,防风 10g,细辛 3g,苍术 15g,川芎 15g,金樱子 15g,生贯众 20g,炒白术 15g,炒山药 20g。

3剂,水煎服,每日1剂。

2014年5月21日二诊:病情稍好转,仍稍感食欲不振,左侧头痛、眉棱骨痛,上方加白芷15g、炒白芍15g、僵蚕15g、地龙15g,5剂,水煎服,每日1剂,服药后患者症状缓解。

按:"感冒"一词,最早见于北宋的《仁斋直指方·诸风》,其伤风方论中记载了参苏饮治:"感冒风邪,发热头痛,咳嗽声重,涕唾稠黏。"本证与伤寒不同,《景岳全书·伤风》:"伤风之病,本由外感,但邪甚而深者,遍传经络即为伤寒,邪轻而浅者,只犯皮毛,即为伤风。"本病发病机制是外邪侵犯肺卫所致,故一般都有肺卫表证,因而初起治法,以解表散邪为主。方中羌活、防风、细辛、苍术均有解表散寒之功,羌活、细辛有止痛之效,且羌活偏于止上半身疼痛,患者舌质暗红,可见体内有明显瘀血内阻,并配以川芎活血化瘀。因寒邪侵犯中焦,致胃脘疼痛,故以炒山药、炒白术温中健脾,散寒止痛,二诊加炒白芷以驱散阳明寒邪,并配以炒白芍共奏止痛之功。

案 高某,女,2岁,2012年12月3日初诊。

主诉:轻微感冒,咳嗽,流清涕,易出虚汗,大便每日1~2次,质干,味臭,食欲不振,手指末可见倒刺,舌尖红,苔白腐。检查:上腹正中有小细条索状物,叩击呈鼓音。诊断:①外感;②胃热。

处方:羌活3g,防风2g,苍术5g,川芎2g,黄芩2g,金银花10g,焦麦芽、焦山楂、焦神曲各2g,生姜1片,葱白1段(约3cm),石韦10g。

3剂,水煎服,每日1剂。

按:患者外感风寒表证。方用羌活防风汤加减,既能解表和中,又能发散风寒,佐以黄芩、金银花、石韦清泻肺胃郁热,诸药合用,药到病除。

咳 嗽

案 刘某,女,60岁,2008年11月22日初诊。

主诉:咽痒、咳嗽半个月,脉有力,舌质红,苔白。检查:咽部紫红色,上腹正中有一条索状物,叩击痛。中脘(+)、胆明(+)。诊断:①咳嗽;②胃炎;③胆囊炎。

处方:柴胡15g,黄芩10g,炙紫菀15g,皂荚5g,桂枝10g,桑白皮15g,石韦

30g,鱼腥草30g,陈皮10g,炙甘草10g,生姜5g。

5剂,水煎服,每日1剂。

2008年11月28日二诊:患者自觉服药后咳嗽症状基本控制,偶尔因咽痒时出现轻微咳嗽。守原方5剂,巩固疗效。

按:咳嗽乃肺失宣降,肺气上逆作声,咯吐痰液。检查见咽部紫红,乃热毒之象,以清热解毒、理气化痰为治则,方中运用柴胡、黄芩、桑白皮、鱼腥草等具有疏散风热、清热解毒之功,并佐以皂荚,增强祛痰之效。方中炙紫菀、陈皮具有疏理肺络、降气化痰之功,服药后痊愈。

案 贾某,女,33岁,2008年11月11日初诊。

主诉:咳嗽、吐痰不爽5月余。症见:咳嗽,吐痰黏腻,咽痛,纳食差,大便每日1次,质可,脉弦,舌质暗红,苔白腐。检查:上方正中有一条索状物,无叩击痛。诊断:①肺热咳嗽;②胃炎。

处方:炙麻黄10g,炒杏仁15g,生石膏15g,知母15g,炙甘草10g,炙紫菀15g,芦根30g,薏苡仁30g,皂荚20g,黄芩15g,冬瓜子30g,鱼腥草30g,金银花30g,金樱子15g。

5剂,水煎分服,每日1剂。

2008年11月15日二诊:咳嗽缓解,但咳痰多,咽痛,大便可,脉弦,舌质暗红,苔白腐。按上方加生地黄15g、野菊花20g、百合30g,7剂,水煎分服,每日1剂。

2008年11月22日三诊:咳嗽缓解,但痰多,咽痛明显缓解,大便每日1次,质软,脉沉弦,舌质暗红,苔白腐。按上方加葶苈子15g、蒲公英20g、大枣6枚,7剂,水煎分服,每日1剂。

2008年12月2日四诊:咳嗽明显缓解,但有痰,量少,脉弦,舌质暗红,苔白。按一诊方加葶苈子15g、桑白皮15g、云茯苓30g、大枣6枚,7剂,水煎分服,每日1剂。

按:《素问·咳论》中有载:"五脏六腑皆令人咳,非独肺也。"《素问·咳论》早有所论述:"皮毛者,肺之合也,皮毛先受邪气,邪气以从其合也。其寒饮食入胃,从肺脉上至于肺则肺寒,肺寒则外内合邪,因而客之,则为肺咳。"指出外邪从皮毛侵肺,内邪从胃上侵肺,为咳嗽形成之主因。本患者咳嗽,为外感风寒、郁而化热证,以麻杏甘石汤加减。并配以黄芩、鱼腥草、金银花共奏清热化痰之功。二诊仍诉痰多、咽痛,系热毒上攻所致,故重用野菊花,增强其清热解毒之效。三诊、四诊咽痛明显减轻,但仍诉痰多,加以葶苈大枣泻肺汤,服后痊愈。

哮 喘

案 杨某,女,46 岁,2014 年 3 月 25 日初诊。

主诉:间断胃脘疼痛 15 年余,感冒 4 月余。哮喘病史 15 年余。2013 年 7 月胃镜示:糜烂性胃炎。诊断:①哮喘;②胃炎;③胆囊炎;④感冒。

处方:羌活 15g,防风 15g,徐长卿 15g,紫苏子 15g,橘红 15g,姜半夏 10g,细辛 3g,川芎 15g,黄芩 10g,牡丹皮 15g,炒山药 30g,炒白术 20g,石韦 30g,甘草 10g。

7 剂,水煎服,每日 1 剂。

2014 年 4 月 3 日二诊:病情好转,仍咳嗽咯痰,眠差。上方加鱼腥草 20g、地龙 25g,7 剂,水煎分服,每日 1 剂。

2014 年 4 月 15 日三诊:患者咳嗽、咳痰等症状明显减轻,但胃中灼热,吐酸,咽干。脉弦,舌质暗红,苔白腐。

处方:羌活 15g,防风 15g,金银花 30g,连翘 15g,牡丹皮 15g,黄精 20g,姜半夏 10g,葶苈子 15g,大枣 6 枚,生姜 3 片,鱼腥草 30g,生地黄 10g,黄芩 10g,地龙 20g,藁本 15g,炙甘草 10g。

7 剂,水煎服,每日 1 剂。

患者服用上药后,症状缓解,自觉体质增强。

按:患者外感经久不愈,伴有哮喘病史,给予羌活、防风等解表散寒,紫苏子、橘红、姜半夏、石韦等降气化痰,止咳平喘。糜烂性胃炎病史日久,伤及脾阳,给予山药、白术健脾和胃。二诊症状减轻,仍咳嗽痰多,原方加鱼腥草、地龙清解肺热,消痈排脓。三诊患者胃中灼热,吐酸,咳嗽吐痰,咽干,上方去炒山药、炒白术、石韦、细辛等温热之品,加金银花、连翘以散寒解表,清热解毒,黄精补气养阴兼以润肺,生姜、大枣合用,补脾和胃,调和营卫。药后病愈。

低 热

案 许某,女,42 岁,2008 年 5 月 17 日初诊。

主诉:低热 37.9℃左右,下午加重,晚上休息后缓解。时有头晕、乏力、口干、偶有口苦、泛酸。眠可,纳稍差,二便调。脉沉弦,舌质暗,红苔白。诊断:①低热;②胃炎;③眩晕。

处方:黄芪 20g,地骨皮 15g,银柴胡 15g,胡黄连 15g,太子参 30g,炙鳖甲 15g,炒穿山甲 15g,天花粉 15g,仙鹤草 30g,玉竹 15g,生山楂 15g,熟地黄 15g,五味子 15g,炙甘草 10g。

7 剂,水煎服,每日 1 剂。

患者服用第三天体温降至正常,头晕、乏力等症状减轻,药后病愈。

按:低热病因多为久病体虚、饮食劳倦、情志失调及外伤出血,其病机主要为气血阴阳亏虚,或阴血不足,阴不制阳,水火不济,阳气亢盛而发热,或因阳气虚衰,阴火内生,阳气外浮而发。患者伴有头晕、乏力、纳差等症,应属阴虚发热,治宜滋阴清热,以清骨散加减。方中银柴胡、胡黄连、地骨皮清退虚热,玉竹、熟地黄滋养阴液,炙鳖甲滋阴潜阳,仙鹤草、太子参、黄芪扶正祛邪。

案 郝某,男,74 岁,2012 年 9 月 6 日初诊。

主诉:7 月前原因不明低热,体温 37～37.8℃,口苦,大便 1～2 日 1 次,排便困难,脉结代,舌质暗红,苔白滑。诊断:①低热;②胃炎;③排便困难。

处方:黄芪 30g,麦冬 30g,玉竹 15g,全瓜蒌 30g,薤白 15g,柏子仁 15g,生白术 30g,生白芍 25g,柴胡 15g,姜黄 10g,升麻 10g,枳壳 15g,丹参 30g,知母 10g,炙甘草 10g,牛蒡子 20g,鱼腥草 30g。

7 剂,水煎服,每日 1 剂。

2012 年 9 月 14 日二诊:诉服上方后,排便通畅,便质正常,体温基本正常,但时有烦躁,守原方 10 剂,药后痊愈。

按:本病乃少阳阳明合病之证,故临床表现为低热,排便困难,胸胁苦满,心律不齐等症。本病在少阳之证与阳明腑实并见的情况下,就必须表里兼顾。因此用大柴胡汤加减,以和解少阳、内泻热结为治则,方中用柴胡以除少阳之邪,生白芍柔肝缓急止痛,配以枳壳理气和血。再者,肺与大肠相表里,大肠经的邪气容易进入肺经,肺经的邪气也可以表现在大肠经上,方中用知母、鱼腥草、牛蒡子等以清泻肺热兼以润肠通便。诸药合用,诸证消失。

扁桃体炎

案 陈某,男,8岁,2007年12月22日初诊。

主诉:咳嗽、发热近1个月。症见:咳嗽、吐白痰、鼻塞、乏力、食欲差。检查:体温37.7℃。诊断:扁桃体炎。

处方:柴胡15g,黄芩15g,金银花30g,野菊花20g,连翘15g,皂荚10g,蒲公英20g,紫花地丁15g,生石膏15g,知母10g,青蒿15g,地骨皮15g,山药15g,天葵子15g,生甘草3g,小蓟10g,荆芥10g。

3剂,水煎服,每日1剂。

2007年12月25日二诊:服用1剂后体温下降至36.6℃,仍咳嗽、乏力、食欲差。

处方:黄芩10g,金银花10g,野菊花10g,连翘10g,柴胡10g,枳壳6g,桔梗6g,牛蒡子10g,枳实6g,生大黄6g,焦山楂10g,僵蚕10g,荆芥10g,生甘草6g。

3剂,水煎服,每日1剂。

2007年12月28日三诊:患者服用后,症状基本消失,未再发热,食欲正常,偶有咳嗽,继续按二诊方巩固治疗3天。

按:患儿久病体虚,脾胃虚弱,脾为生痰之器,脾虚致运化无力,久则化痰,肺为储痰之器,故肺卫受损,表现为易感表证,肺之宣发肃降失调,痰液郁而化热,故见口臭、溃疡等上火之证。咳嗽乃肺失宣降,肺气上逆作声,咯吐痰液。吐痰色白质黏者属阴虚、燥热,患儿病程1个月之久,时值冬日,风寒外感,入里化热,查看患儿扁桃体发炎,体温升高,伴鼻塞,病程日久,伤阴耗气,阴虚火旺,虚火上炎达于咽部,故有此证。以黄芩、金银花、野菊花等以清热润肺,生石膏、知母、青蒿、地骨皮、天葵子以养阴润燥。再以牛蒡子、僵蚕入味,清热消肿利咽,柴胡、枳实、焦山楂等行气消食。

慢性咽炎

案 栾某,男,40岁,2011年11月1日初诊。

主诉:咽喉部异物感2个月。症见:喉部吞咽时有异物感,口臭,口腔溃疡,易上火,易感冒,咳嗽有痰,脉弱无力,舌尖暗红,苔白腻。检查:上腹正中有条索状物,指甲有横纹。诊断:①慢性咽炎;②胃炎;③咳嗽。

处方:黄芪30g,丹参20g,葛根20g,白芍15g,紫苏子15g,姜半夏10g,前胡10g,鱼腥草30g,石韦30g,黄芩10g,薏苡仁20g,炙甘草10g。

7剂,水煎服,每日1剂。

2011年11月12日二诊:服药2日见好,炎症消,基本不咳,但有痰。上方加麦冬15g,黄芩改为15g,3剂,水煎服,每日1剂。

2011年11月17日三诊:服药后咯痰见轻,口腔溃疡愈,咽喉仍感不适。上方加木蝴蝶15g,7剂,水煎服,每日1剂。

2011年11月29日四诊:病情稍好转,咽喉痰多。一诊方加葶苈子15g,7剂,水煎服,每日1剂。

2011年12月13日五诊:病情基本愈,不吐痰,停药4天,胃胀、嗳气、牙痛。一诊方加鸡内金15g、金银花20g,7剂,水煎服,每日1剂。

2011年12月17日六诊:咽喉好转,不咯痰、嗳气。一诊方加木蝴蝶20g、桔梗15g、生姜3片,7剂,水煎服,每日1剂。药后病愈。

按:本方中用石韦以清泻肺热,紫苏子、姜半夏、前胡、黄芩、鱼腥草以清热化痰,降逆止咳,故一诊后咳嗽减轻。二诊咽部异物感,或伴有咽痒等属于风邪,用木蝴蝶利咽润肺,疏肝和胃,其余均为对症处理,方显良效。

7

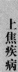

咽喉炎

案 陈某,女,29 岁,2013 年 8 月 10 日初诊。

主诉:痰多,咽喉干痛、痒,耳痒,鼻内分泌物多 2 个月。喉部 X 线示:舌根淋巴滤泡增生明显,咽喉内黏膜充血,双声带肥厚水肿,右侧前中 1/3 处可见鱼腹样隆起,色白,表面光滑,闭合差。诊断:①咽喉炎;②胃炎;③胆囊炎;④肠功能差。

处方:黄芪 30g,北沙参 20g,麦冬 20g,生地黄 15g,玄参 15g,炒山药 30g,生白术 15g,牡丹皮 10g,金银花 25g,桔梗 15g,石斛 20g,青果 10g,马勃 15g,三棱 10g,莪术 10g,甘草 10g,木蝴蝶 15g。

3 剂,水煎,早晚各服 1 次,每日 1 剂。

2013 年 8 月 13 日二诊:病情稍有好转,咳嗽,咽痒,大便干。上方生白术改为 20g,加生白芍 15g,7 剂,水煎,早晚各服 1 次,每日 1 剂。

2013 年 8 月 22 日三诊:病情基本愈,患者诉说话时感觉咽部有异物感。守一诊方加蝉蜕 20g、石韦 30g,7 剂,水煎,早晚各服 1 次,每日 1 剂。服药后痊愈。

按:慢性咽炎属中医学"喉痹"范畴。喉痹一词,始见于《黄帝内经》,如《素问·阴阳别论》说:"一阴一阳结,谓之喉痹。"但未载明病状。《黄帝内经》论述"喉痹"病因病理及其针灸治疗的原文计有 15 条,同时还论述了可能与慢性咽炎有关的嗌肿、嗌痛、咽干、咽燥等病症。历代医家对喉痹的病状或概念有多种不同解释,归纳起来主要有三种。其一,从喉痛解释。如汉·张仲景《伤寒论》第 334 条说:"伤寒,先厥后发热,下利必自止,而反汗出,咽中痛者,其喉为痹……"《伤寒论》中关于少阴咽痛诸证,所论猪肤汤、桔梗汤、苦酒汤、半夏散及汤、通脉四逆汤、大承气汤等方,以及《金匮要略》中"大逆上气,咽喉不利,止逆下气者,麦门冬汤主之"等论述,对后世关于喉痹的病因病理与辨证论治的认识,产生了深刻的影响。清·程国彭《医学心悟》卷四则指出:"喉痹,痹者痛也。"其二,指咽喉危急重症。如隋·巢元方《诸病源候论》卷三十指出:"喉痹者,喉里肿塞痹痛,水浆不得入也……七八日不治则死。"又如明·薛己《口齿类要》指出:"喉痹谓喉中呼吸不通,语言不出,而天气闭塞也。"前者指咽,后者指喉的危急重症。其三,为咽喉牙舌诸病的总称。如清·林佩琴《类证治裁》卷六说:"经云:一阴一阳结谓之喉痹……其症喉痹为总名,有缠喉风、乳蛾、喉癣、喉痛、喉菌、喉闭、插舌、喉杵等。"从中医理论上来说慢性咽喉炎的病机是肺肾阴虚、肺阴不足、虚火上炎、风热邪毒乘虚侵犯从口鼻直入咽喉而发病。再加平时饮食喜酸辣油炸、烟酒过多、起居不慎所致。所以,治疗慢性咽喉炎应以中医中药辨证施治。患者咽干咽痛咽痒,喉部影像舌根淋巴滤泡增生明显,可辨证为肺阴亏虚证。给予北沙参、麦冬、生地黄、玄参等,滋养肺阴;金银花、桔梗、木蝴蝶等清热解毒,利咽生津;三棱、莪术逐瘀散结;患者胃炎病史,给予黄芪、炒山药、生白术等健脾益气。

鼻 炎

张某,女,18 岁,2009 年 12 月 12 日初诊。

案 主诉:患有过敏性鼻炎 2 年余。症见:鼻塞、流涕,前额痛,易感冒,纳差,手足凉,浑身乏力。脉弦,舌红,苔薄白。检查:上腹正中有一条索状物,无叩击痛,右侧攒竹穴触痛。耳鼻科诊为过敏性鼻炎。诊断:①鼻炎;②胃炎。

处方:黄芪 15g,生白术 15g,野菊花 20g,山药 30g,云茯苓 30g,川芎 10g,天麻 10g,焦麦芽、焦山楂、焦神曲各 10g,三棱 10g,莪术 10g,鸡内金 10g,炙鳖甲 15g(久煎)。

5 剂,水煎分服,每日 1 剂。

2009 年 12 月 19 日二诊:流涕缓解,月经提前 5 天,饮食可,头不痛,脉弦,舌质光红,苔薄白。按上方去三棱、莪术,加金银花 15g、茜草 15g,7 剂,水煎分服,每日 1 剂。

2010 年 2 月 23 日三诊:患者诉服上药后鼻子通气,后由于学习紧张停药后鼻塞、流涕,但症状较以前轻,口干。脉有力,舌质光红,苔薄白。按一诊方加徐长卿 15g,7 剂,水煎分服,每日 1 剂。

按:患者气虚卫弱,风寒乘袭,无力达邪,《黄帝内经》曰:"伤于风者,上先受之。"故头痛、鼻塞、流涕,给予黄芪、生白术、野菊花益气解表,川芎祛风止痛,为治太阳经要药,山药、云茯苓健脾益气,天麻平肝潜阳,焦麦芽、焦山楂、焦神曲、鸡内金消食健胃,炙鳖甲滋阴潜阳。患者为过敏性鼻炎,《医宗必读》曰"治风先治血,血行风自灭",故用三棱、莪术行气破血,化瘀止痛。

流　涎

案 申某,11 个月 15 天,2014 年 3 月 15 日初诊。

患儿为奶粉喂养,2~3 个月时开始口中流涎,大便呈糊状,每日 1 次,舌薄白。检查:腹部叩诊鼓音。诊断:流涎。

处方:炒山药 1.5g,茯苓 1.5g,甘草 0.5g。

3 剂颗粒剂,水冲服,每日 1 剂。

药后病愈。

按:流涎亦称小儿流涎,是幼儿最常见的疾病之一。多见于 1 岁左右的婴儿,常发生于断奶前后,是一种以流口水较多为特征的病症。脾在液为涎,脾气虚衰,不能摄取津液。故方用炒山药、茯苓以健脾摄津。

口腔炎

案 张某,男,44 岁,2011 年 11 月 3 日初诊。

主诉:口干舌燥,易上火,口腔易溃疡,便秘,面部长痘,脉左弱右强,舌质暗红,苔白。检查:上腹正中有一条索状物。诊断:口腔炎。

处方:黄芪 30g,沙参 20g,麦冬 15g,薏苡仁 30g,黄连 10g,云茯苓 30g,升麻 10g,生地黄 10g,牡丹皮 10g,生石膏 10g,当归 10g,炙甘草 10g。

7 剂,水煎服,每日 1 剂。

患者服用 7 剂后,口腔溃疡愈合,自行取药服用 7 剂后,患者 2 个月未再出现口腔溃疡。

按:本病以清胃散加味。本证为胃有积热,热循足阳明经脉上攻所致。胃为多气多血之腑,胃热每致血分亦热,故口腔易发生溃疡等症。方用苦寒之黄连为君药,直泻胃腑之火;升麻清热解毒,升而能散,可宣达郁遏之伏火,有"火郁发之"之意,与黄连配伍,则泻火而无凉遏之弊,升麻得黄连,则散火而无升焰之虞。胃热则阴血亦必受损,故以生地黄凉血滋阴,牡丹皮凉血清热,皆为臣药。当归养血和血,为佐药。升麻兼以引经为使药。用生石膏其清胃之力更强,加沙参、麦冬以除口干舌燥等症状,诸药合用,共奏清胃凉血之效。

牙龈出血

案 夏某,男,17岁,2012年7月7日初诊。

主诉:牙龈出血,口中异味6年,脉有力,舌质暗红,苔白腐。诊断:牙龈出血。辨证为胃火上炎证。

处方:苍术10g,厚朴15g,升麻10g,生地黄10g,牡丹皮10g,藿香10g,佩兰15g,黄连10g,生甘草10g。

7剂,水煎服,每日1剂。

药后病愈。

按:本证为热循足阳明经脉上攻所致,胃为多气多血之腑,胃热每致血分亦热,故易致牙龈出血。方用苍术、厚朴为君,燥湿、除热,直泻胃腑之火;升麻为臣,清热解毒,升而能散,可宣达郁遏之伏火,有"火郁发之"之意。与黄连配伍,则泻火而无凉遏之弊,升麻得黄连,则散火而无升焰之虞。胃热则牙龈出血必受损,故以生地黄、牡丹皮凉血清热,皆为臣药。藿香、佩兰除湿化浊,为佐药。升麻兼以引经药为使。诸药合用,共奏清胃凉血之效。

呃 逆

案 柴某,女,64岁,2008年2月28日初诊。

主诉:间断性打嗝1年半。症见:间断性打嗝,腹胀,心情紧张时便意急迫,大便每日1次,偶有头晕、心悸,脉弦,舌质暗红,苔薄白。检查:上腹正中有一条索状物,无叩击痛,血压:120/90mmHg。诊断:①气逆;②高血压。

处方:苍术15g,厚朴15g,陈皮10g,夏枯草30g,黄芪30g,丹参30g,山药30g,云茯苓30g,怀牛膝15g,吴茱萸4g,木香10g,高良姜5g,赤石脂15g,炙甘草10g。

5剂,水煎分服,每日1剂。

2008年3月6日二诊:气逆减少,左上腹不适,大便成形,每日1次,咽部有痰,咳嗽减轻。脉弦,舌质暗红,苔白厚。上方加旋覆花20g(另包)、代赭石15g、珍珠母30g,5剂,水煎分服,每日1剂。

2008年3月13日三诊:气逆减轻,睡眠可,余正常。脉弦,舌质暗红,苔薄白。上方代赭石改为20g,7剂,水煎分服,每日1剂。服药后病情痊愈。

按:本病古名为哕,《素问·宣明五气篇》有"胃为气逆、为哕、为恐",《素问·宝命全形论》有"病深者其声哕"的论述。《症因脉治·呃逆论》:"秦子曰:呃逆者,胃气不和,上冲作声,听声命名,故曰呃也,《灵枢篇》谓哕。以草刺鼻作嚏,嚏已无息,而疾迎引之,立已;大惊之亦已,按:此治哕之法,即今外治呃逆之道也。是《黄帝内经》之哕,即今之呃也。诸家谓干呕为咳逆,或因呕而伤胃气以致呃,因咳而吊动胃气以致呃方可,若以干呕即是呃逆,咳逆即是呃逆,大谬矣。有外感,有内伤。"本病结合症状、舌脉,辨证为脾胃虚弱,肝气上逆证,故治疗上给予降逆化痰、益气和胃药物治疗,显效明显。

眩 晕

裴某,女,30 岁,2012 年 2 月 2 日初诊。

主诉:心慌、眩晕 2 年余,加重 1 周。患者诉 2 年前无明显诱因出现心慌、胸闷、头晕、乏力,继而晕倒,1 个月晕倒、昏迷 20 余次。来我院就诊,双源 CT 示:心肌严重缺血,在我处诊治后,病情得到缓解,未有晕厥。1 个月前因情绪紧张晕倒、昏迷,经掐按人中穴后醒来,醒后头痛、胸闷、乏力、干呕。1 周前因生气晕倒,约 3min 后自行恢复。症见:头晕眼花,心慌,胸痛,夜间尤甚,口干、口淡、泛酸,打嗝,嗳气,纳差,睡眠差,大便 2 日 1 次,小便黄,月经持续 8 ~ 9 日,量少。脉无力,舌质暗红,苔白腐。检查:上腹正中有一条索状物,叩击痛。中脘(+)、天枢(+)、胆明(+↑)、膻中(+↑)。诊断:①眩晕;②胃炎;③肠澼;④胆囊炎。

处方:黄芪 30g,麦冬 15g,五味子 10g,玉竹 15g,炒山楂 15g,薤白 15g,全瓜蒌 15g,白芍 15g,姜黄 10g,天麻 15g,葛根 15g,川芎 10g,炙甘草 10g。

7 剂,水煎分服,每日 1 剂。

2012 年 2 月 11 日二诊:患者诉服上药后胸骨后疼痛,情绪紧张时心慌、气喘,感冒后咽干痒,大便 2 日 1 次、不干,脉弦,舌质淡红,苔白腐。按一诊方加延胡索 15g、防己 15g,10 剂,水煎分服,每日 1 剂。

2012 年 3 月 10 日三诊:患者因停药头晕 1 次,晕厥 1 次,发作时欲睡,继而胸闷、胸痛、晕厥。现胸闷,有时胸痛,饮食可,有时入睡困难。脉弦,舌质暗红,向左侧歪斜,苔薄白。按二诊方加葛根 20g、川牛膝 15g,川芎改为 15g,10 剂,水煎分服,每日 1 剂。

2012 年 3 月 22 日四诊:有时剑突下疼痛,口干,吐酸,嗳气减轻,畏寒怕冷。脉弦,舌质淡红,苔白腐。按第一方加肉桂 3g、制附片 2g,11 剂,水煎分服,每日 1 剂。

2013 年 3 月 31 日五诊:近来剑突下疼痛,口干,吐酸,乏力。脉弦,舌质淡红,苔白腐。按一诊方加海螵蛸 30g、黄精 20g,7 剂,水煎分服,每日 1 剂。

2012 年 4 月 17 日六诊:近来未发作晕厥,心慌、乏力较前缓解,但吐酸水。脉弦,舌向左歪斜,舌质淡红,苔白。按五诊方加熟地黄 15g、生龙骨 30g,7 剂,水煎分服,每日 1 剂。

按：患者多次因精神紧张后出现晕厥，辨证为气厥虚症。因患者胸痛，予以薤白、全瓜蒌宽胸理气，口干予以五味子、麦冬、玉竹等生津止渴，头晕予以天麻平肝潜阳，黄芪补气，川芎、姜黄行气。患者畏寒怕冷，加肉桂、制附子温阳气；胃酸加生龙骨、海螵蛸、鸡内金以制酸止痛。患者食欲差，加鸡内金健脾消食。

案 赵某，男，54岁，2008年3月6日初诊。

主诉：头晕10年，加重5天。症见：头晕，口干，大便每日1次，质软，脉有力，舌质淡红，苔薄黄。血压：130/95mmHg。诊断：眩晕（高血压）。

处方：黄芪30g，丹参30g，夏枯草30g，槐花15g，生山楂20g，菊花30g，珍珠母30g，仙鹤草30g，葛根20g，川芎10g，白芍15g，姜黄15g，怀牛膝15g，生牡蛎30g，钩藤30g（后下），白芷10g。

7剂，水煎分服，每日1剂。

2008年3月15日二诊：服上药后头晕症状消失，余正常。血压：140/100mmHg。脉有力，舌质淡红，苔薄黄。上方加杜仲15g，7剂，水煎分服，每日1剂。

2008年3月22日三诊：服上药后未见头晕，余正常。脉弦，舌质暗红，苔薄白。一诊方加杜仲15g、黄芩15g，7剂，水煎分服，每日1剂。

后跟踪治疗未复发。

按：本病发生原因，历代各家学说颇不一致。如《素问·至真要大论》指出"诸风掉眩，皆属于肝"和《灵枢·口问》"上气不足"，《灵枢·海论》"髓海不足"，刘河间认为由于风火所致，朱丹溪则偏主于痰，而张景岳又强调"无虚不作眩，当以治虚为主"。《医学从众录》说："总结前人理论，以为风者非外来之风，指厥阴风木而言，与少阳相火同居，厥阴气逆，于是风火生动，故河间以风火立论也。风火必挟木势而克土，土病则聚液而生痰，故仲景以痰饮立论，丹溪以痰火立论也。肾为肝之母，而主藏精，精虚则脑海空虚而头重，故《黄帝内经》以肾虚及髓海不足立论也。其言虚者，言其病根；实者言其病象，理本一贯。"故医者注重滋补肝肾。本病中患者脉象有力，可辨证为肝阳上亢证，故以滋阴潜阳、补益肝肾为治则，三诊后症状明显好转，后未复发。

案 李某，女，41岁，2012年9月6日初诊。

主诉：四肢发冷，冬季尤甚。有一过性眩晕，气短，走路劳累感。月经提前2~7天，量少，时有血块。大便干，有时带血。口腔溃疡。检查：乙型病毒型肝炎（乙肝）阳性，超声多普勒示：双侧椎动脉基底动脉流速增快，血管痉挛。诊断：①眩晕；②胃炎；③胆囊炎；④月经提前。

处方：黄芪30g，党参30g，炒白术15g，炒山药30g，茯神25g，仙鹤草20g，肉桂3g，制附子2g，柴胡10g，姜黄10g，白芍15g，生甘草10g。

7剂，水煎服，每日1剂。

2012年9月22日二诊：一过性眩晕明显好转，四肢发冷，上方加皂荚15g、白及15g、天麻12g、葛根15g、鸡血藤25g，7剂，水煎服，每日1剂。

2012年9月30日三诊：病情好转，大便每日1次，成形，四肢发冷。一诊方加当归15g、金银花20g、鸡血藤30g、丹参20g，10剂，水煎服，每日1剂。

2012年10月11日四诊：病情基本痊愈，一诊方加高良姜3g、吴茱萸3g、黄精20g、姜半夏10g，15剂，巩固疗效。

按：《灵枢·卫气》"上虚则眩"，《灵枢·口问》"上气不足，脑为之不满，耳为之苦鸣，头为之苦倾，目为之眩"，《灵枢·海论》"脑为髓海""髓海不足，则脑转耳鸣"，故眩晕以虚为主。脾主升清，而上升的主要是精微物质，脾气之升可以维持内脏位置之恒定而不下垂，脾的升清功能正常，水谷精微等营养物质才能正常吸收和输布，气血充盛，人体生机盎然。如脾气不能升清，则水谷不能运化，气血生化无源，可出现神疲乏力、眩晕等。黄芪、党参、炒白术、炒山药、柴胡等健脾升清，肉桂、制附子、仙鹤草乃对症处理，故诸药合用，药到病除。

案 杨某，女，64岁，2008年11月15日初诊。

主诉：头晕、头痛伴下肢乏力3月余。症见：头晕，前额和头顶部疼痛，前胸部疼痛，进食后胃反酸，睡眠差，平时最多睡2~3小时，有时背痛，脉沉弦，舌质暗红，苔白腐。检查：上腹正中有一长条索状物，叩击痛，伴两少腹痛。中脘（＋）、天枢（＋）、胆明（＋↑）。心电图（2008年11月11日）示：①窦性心律；②侧壁心肌供血不足。血压：130/78mmHg。诊断：①眩晕（脑梗死）；②高血压；③胃炎；④胆囊炎。

处方：黄芪30g，丹参30g，炒白术15g，茯神30g，山药30g，夏枯草30g，野菊花30g，炒山楂20g，天麻15g，川芎10g，地龙20g，土鳖虫10g，水蛭10g，生龙骨30g，生牡蛎30g，远志10g，仙鹤草30g，怀牛膝15g，瓦楞子30g。

3剂，水煎分服，每日1剂。

2008年11月18日二诊：服上药后未见胃反酸，头痛、头晕明显缓解，睡眠时间增加，每晚4小时，血压：140/70mmHg。脉沉有力，舌质暗红，苔白腐。按上方加海螵蛸30g，7剂，水煎分服，每日1剂。

2008年11月27日三诊：服上药后未见胃反酸，有一次一过性眩晕，肢体乏力缓解，脉沉有力，舌质暗红，苔白腐。血压：140/80mmHg。按上方加炒山楂20g、姜黄15g，7剂，水煎分服，每日1剂。患者服药后痊愈，随诊上述症状未再发作。

按：《素问·至真要大论》曰："诸风掉眩，皆属于肝。"《灵枢·海论》曰："髓海不足，则脑转耳鸣，胫酸眩冒，目无所见，懈怠安卧。"《灵枢·口问》曰："故上气不足，脑为之不满，耳为之苦鸣，头为之苦倾，目为之眩。"本患者为脑梗死患者,故在重镇降逆、平肝熄风的基础上加用破血活血药物。

案 李某,男,11 岁,2007 年 12 月 13 日初诊。

主诉:头晕、头蒙、头重、头皮发麻有火烧感,眠差,多梦,健忘,反复感冒,脉微数,舌尖红,苔白。检查:上腹正中有一条索状物,叩击痛(+)、中脘(+)、胆明(+)。诊断:①眩晕;②胃炎;③胆囊炎。

处方:杭菊花10g,天麻15g,羌活15g,川芎10g,仙鹤草30g,柴胡15g,黄芩15g,藁本15g,大青叶15g,细辛4g,葛根15g,白芍15g,生甘草10g,生牡蛎30g。

2 剂,水煎服,每日 1 剂

2007 年 12 月 15 日二诊:病情好转,仍头晕,头痛减轻,上方加野菊花30g,7剂,水煎服,每日 1 剂。药后病愈。

按:《素问·至真要大论》云:"诸风掉眩,皆属于肝。"其病因虽为多种,但基本病理变化不外虚实两端。患者以头晕、头蒙、头重、头皮发麻有火烧感为主症,舌尖红,判断本病为实证,痰火上扰,火盛伤阴,阴亏于下,阴液不足,脑窍失养,故眠差,多梦,健忘,易感冒。治以平肝潜阳,养阴清热为主。上药共用,收效甚佳。

案 孙某,男,30 岁,2009 年 5 月 16 日初诊。

主诉:1 年前无明显诱因出现腹泻,右小腹间歇性疼痛,大便每日 2 ~ 4次,不成形,眠差。既往史:高血压 6 年。血压:170/120mmHg。检查:上腹正中有一条索状物。诊断:①高血压;②胃炎;③腹痛。

处方:白芍15g,赤石脂15g,金樱子15g,甘草10g。

5 剂,水煎服,每日 1 剂。

2009 年 6 月 20 日二诊:血压 140/94mmHg,大便干,每日 1 ~ 2 次,眠差。上方加黄芪30g、野菊花30g、炒山楂15g、怀牛膝15g、何首乌10g、黑芝麻10g,7 剂,水煎服,每日 1 剂。

2009 年 6 月 27 日三诊:病情基本好转,血压 150/100mmHg。上方加银杏叶15g,7 剂,水煎服,每日 1 剂。

按:患者高血压病史 6 年余,1 年前出现腹泻、腹痛,辨证分析为肝气乘脾证,肝气旺盛致脾虚,脾虚不能运化水谷,故见腹泻,脾阳受损出现腹痛,故一诊以柔肝熄风、涩肠止泻为治则。服后腹泻缓解,但见便干,系由脾阳不足,故二诊以清肝泻火,滋肾养阴的方药为主方,服后病愈。后期加银杏叶,对症巩固治疗。

案 主诉:头部疼痛、全身酸困感、乏力 10 年余。脉弱无力,舌质暗红,苔白腐稍厚。磁共振检查:脑供血不足。诊断:偏头痛。

处方:黄芪 30g,党参 30g,羌活 10g,川芎 10g,白芷 10g,当归 15g,白芍 15g,天麻 10g,炒桃仁 10g,鸡血藤 20g,地龙 15g,土鳖虫 6g,炙甘草 10g,高良姜 3g,吴茱萸 3g。

10 剂,水煎服,每日 1 剂。

2003 年 1 月 5 日二诊:患者乏力明显改善,白天头痛明显好转,但至下午头痛加重,舌质暗红,苔薄白,继服上方,加三七粉 3g,每日 2 次,冲服。10 剂,水煎服,每日 1 剂。

2003 年 1 月 15 日三诊:上述症状明显减轻,按一诊方继续巩固治疗 7 天。

按:患者中老年女性,且头痛经久不愈,加之浑身酸痛,乃感受风寒之邪。选用川芎茶调散加减,又患者头痛久而不愈者,配以地龙、桃仁、土鳖虫等以搜风活血止痛,二诊加三七粉,活血通络;三诊头痛明显缓解。

案 宋某,女,40 岁,2008 年 5 月 10 日初诊。

主诉:时有胸闷、心慌、乏力,平躺时缓解,脉弦,舌质暗红,苔黄。诊断:

①心血不足;②胃炎;③胆囊炎。

处方:黄芪20g,党参30g,麦冬15g,五味子15g,山药30g,云茯苓30g,玉竹15g,生山楂15g,生牡蛎30g,柴胡15g,白芍15g,橘核30g,熟地黄炭20g,薤白15g,全瓜蒌10g。

4剂,水煎服,每日1剂。

2008年5月24日二诊:病情好转,脉弦,舌质暗红,苔黄稍厚。上方加山茱萸25g,4剂,水煎服,每日1剂。

2008年5月29日三诊:病情基本愈,守方继服巩固治疗。

按:患者女性,从症状上辨证为脾胃虚弱证,以滋阴养血、益气健脾为治疗原则,方中黄芪、党参、山药、云茯苓均能益气健脾,补气养血。佐以麦冬、五味子、玉竹等滋阴之品,使脾胃生化有源,配以生牡蛎重镇安神。二诊加山茱萸补益先天之本,使后天之本源源不绝。

案 范某,男,75岁,2008年9月4日初诊。

主诉:胸闷、心悸、心前区闷痛1年余,偶有刺痛,痛无定处,痛及后背,脉弦,舌向右微斜,舌质暗,苔白。诊断:冠心病。

处方:黄芪20g,丹参30g,麦冬15g,五味子10g,玉竹15g,炒山楂15g,薤白15g,全瓜蒌10g,炙甘草10g,桃仁10g。

7剂,水煎服,每日1剂。

2008年9月12日二诊:患者服药后症状减轻,未发生胸痛,继续守原方10剂,巩固疗效。

按:治疗以益气活血、养阴安神为治则,佐以健脾益气和胃,使生化有源,心血得生。方中黄芪能够补中益气,并配以麦冬、五味子、玉竹等养阴补血,使阴血得生,丹参能够祛瘀活血,使胸中瘀血能除,诸药通用共奏其效。

案 张某,女,61岁,2008年8月30日初诊。

主诉:胸闷、气短,活动后加重,胸骨后时有闷痛感。脉迟(45次/分)无力,舌质暗红,苔白。心电图示:①窦性心律过缓;②ST-T波异常。超声多普勒:左房增大,左室舒张功能降低。诊断:冠心病。

处方:黄芪30g,丹参20g,麦冬15g,五味子15g,玉竹15g,生山楂15g,葶苈子10g,大枣8枚,制附片2g,高良姜4g,炙甘草10g。

5剂,水煎服,每日1剂。

2008年9月5日二诊,患者胸闷、胸痛缓解,仍气短、乏力,上方加党参20g、白术15g,10剂,水煎服,后患者症状缓解。

按:本病是因心血不足所致,故胸闷,活动后加重,胸痛。这些症状皆为阴血不能滋养心脉,故治疗上以滋阴养血、益气安神为主,佐以健脾益气和胃,使生化有源,心血得生,同时配以制附片、高良姜温补元阳,理气止痛;葶苈子泻肺平喘。

盗 汗

 李某,男,40岁,2009年2月19日初诊。

主诉:睡时汗出,醒后汗止1年余,加重2个月。症见:近2个月来汗出次数增多,劳累时加重,有时头晕、头痛,平素饮酒每天350~400g,有时500g,酒后腹泻,有时带血。脉沉弦,舌质暗红,苔薄白。检查:上腹正中有一条索状物,叩击痛。中脘(+)、胆明(+)。诊断:①盗汗;②高血压;③胃炎;④胆囊炎。

处方:黄芪30g,党参30g,葛根15g,山药30g,炒白术15g,云茯苓30g,麻黄根15g,野菊花25g,生龙骨30g,生牡蛎30g。

5剂,水煎分服,每日1剂。

患者1个月后复诊,诉服药3天后夜间出汗症状即缓解。

按:中医认为肾主五液,入心为汗。由于房事不节,房劳过度,亡血失精或久病伤阴,素体阴虚,肾液不足,虚火内生,迫津外泄故潮热盗汗,虚烦少寐,头昏耳鸣,舌红,少苔,脉细等。《医宗必读》云:"肾阴衰不能内营而退藏,则内伤而盗汗。"当此之时,治宜滋阴降火。本病患者因长期饮酒,伤及脾胃,脾胃虚弱阳气受损,中医认为"阳密乃固",阳气受损不能固摄津液,故治疗上以益气健脾,收敛固涩为治则,本方以四君子为主方,加以麻黄根、生牡蛎、生龙骨共奏收敛止汗之效。

 吴某,男,31岁,2011年10月29日初诊。

主诉:盗汗、耳鸣2年余。现病史:患者耳鸣,盗汗,易上火,睡眠差,梦多,头晕心悸,畏寒怕冷。脉弦,舌质暗红,苔白。诊断:盗汗(阴虚)。

处方:秦艽15g,炙鳖甲10g,地骨皮15g,青蒿15g,生龙骨30g,生牡蛎30g,高良姜6g,吴茱萸3g,甘草15g。

7剂,水煎服,每日1剂。

2011年11月8日二诊:服药后盗汗消失,睡眠较前好转,耳鸣减轻,舌质暗红,苔白,脉弦。原方巩固治疗后,症状消失。

按:患者肝肾阴亏,虚火内扰所致骨蒸潮热,肾藏精而主骨,精乃阴之属,精不足则阴虚,阴虚则生内热,故发潮热盗汗,阴虚不能制阳,故虚火上炎,可见易

上火。方中青蒿、秦艽除肝胆之热,地骨皮清阴分之热,鳖甲滋阴清热、退骨蒸,甘草调和诸药。全方共奏补肾而滋阴液,使骨蒸潮热得以清退。故以清骨散加减。

失 眠

案 王某,女,50 岁,2012 年 6 月 26 日初诊。

主诉:失眠 4 个月。畏冷,出汗多,手足发麻,脉沉弦无力,心脉虚,肝脉旺,肾脉弱,舌质暗红,苔白腐。诊断:失眠。辨证心肾不交。

处方:黄芪 25g,党参 20g,太子参 20g,麦冬 15g,天花粉 10g,玉竹 15g,生龙骨 30g,生牡蛎 30g,黄精 20g,姜半夏 10g,茯神 30g,白芍 10g,柴胡 10g,生甘草 10g,桂枝 10g。

7 剂,水煎服,每日 1 剂。

2012 年 7 月 5 日二诊:患者诉药后睡眠明显改善,继续给予原方 10 剂巩固治疗。

按:患者为中年女性,经过临床症状分析,伴有不同程度的更年期症状。故按更年期辨证施治,祖国医学认为:更年期综合征多由于忧愁思虑、愤懑郁怒太过所致,病变初起以气滞为主,常兼血瘀、痰瘀多属实证,病久则由实转虚,多以脏腑气虚、血虚、阴虚多见。王老师总结临床发现,更年期综合征病程多较长,且阳虚多见,因此认为阳气虚是更年期的主要病机,因阳气不振,从而导致精神症状,如头痛、失眠、烦躁、抑郁等。王老师根据以上辨证,制定了以温补心肾、养心安神为主,兼以疏肝解郁的治疗原则,确立了温肾、养心的组方原则。以黄芪、党参为君药温补升阳,以黄精、茯神、姜半夏为臣药,以加强温肾补阳药的作用。白芍、柴胡、天花粉、麦冬养心安神,疏肝解郁,桂枝引经使药达病所。诸药合用,温肾、疏肝、养心、除烦,五脏得和,诸证皆解。

案 李某,女,42 岁,2008 年 2 月 14 日初诊。

主诉:失眠 20 年,加重 1 周余伴腹泻,脉弦,舌质暗红,苔薄白。检查:上腹正中上 1/3 处有一条索状物,触之不适。中脘(＋)、上脘(＋)、左天枢(＋)、降输(＋)、胆明(＋)。诊断:①失眠;②胃炎;③胆囊炎;④肠澼。

处方:当归 10g,白术 15g,山药 30g,茯神 30g,黄芪 20g,远志 15g,酸枣仁

30g,木香10g,桃仁10g,磁石25g,钩藤20g,生龙骨30g,生牡蛎30g,炙甘草10g。

7剂,水煎服,每日1剂。

患者服药后腹泻止,睡眠明显改善。

按:患者女性,素体虚弱,气血生化不足,心脾两虚,心神失养,神不守舍,夜不能寐,以归脾汤加减补脾益心,养血安神,效果显著,体质渐旺,他病自愈。

健忘症

案 王某,男,45岁,2009年2月21日初诊。

主诉:记忆力差20年余。症见:记忆力差,健忘,食欲差(与情绪有关),睡眠差,多梦,大便2~3日1次,便质干,费力。检查:上腹正中有一条索状物,叩击痛,伴左少腹痛,中脘(+)、胆明(+↑),右少腹触痛。诊断:①健忘症;②胃炎;③胆囊炎。

处方:黄芪30g,丹参30g,石菖蒲15g,川芎10g,桑葚30g,柴胡15g,郁金15g,山药30g,茯神30g,炙甘草10g。

5剂,水煎分服,每日1剂。

2009年2月26日二诊:患者服用后大便每日1次,排便通畅,食欲正常,睡眠较好,记忆力稍有改善,继续守原方10剂,水煎分服,每日1剂。

按:心藏神,又称主神明或主神志,是指心有统率全身脏腑、经络、形体、官窍的生理活动和主司精神、意识、思维、情志等心理活动的功能。故《素问·灵兰秘典论》说:"心者,君主之官也,神明出焉。"中医学一方面强调"所以任物者谓之心"(《灵枢·本神》),心是思维的主要器官;另一方面也认识到"灵性记忆不在心而在脑"(《医林改错》)。"脑为元神府,精髓之海,实记忆所凭也"(《类证治裁·卷之三》),这种思维意识活动是在元神功能基础上,后天获得的思虑识见活动,属识神范畴。故记忆力减退主要与心脑有密切关系,另与五脏六腑密不可分。治以益气养血、祛痰醒神、滋补肝肾为主,心有所养,脑有所充,故记忆力减退自能得到改善。

不典型疱疹

案 李某,女,43 岁,2007 年 5 月 18 日初诊。

主诉:皮肤成对出现丘疹。症见:皮肤起丘疹,不痒不痛,偶有痒感,成对出现,以两上肢为重,多在感冒后发生,近来面部也有发生,口服抗病毒口服液后效果不佳,自觉起丘疹时胃部发热,饮食可。检查:两上肢背侧成对出现红色丘疹,但未成疱,偶痒,脉弦,舌质暗红,苔薄白。诊断:不典型疱疹。

处方 1:金银花 30g,连翘 8g,蒲公英 15g,菊花 25g,仙鹤草 30g,桃仁 15g,板蓝根 30g,徐长卿 15g,云茯苓 30g,生牡蛎 30g,生姜 3 片,生甘草 10g。

5 剂,水煎分服,每日 1 剂。

处方 2:徐长卿 15g,黄芩 15g,生甘草 15g,白矾 10g,白蔹 15g。

上方用 75% 乙醇 250ml 浸泡 1 天外用。

2007 年 5 月 23 日二诊:新生丘疹时疼痛,有的消退,吃韭菜后丘疹色红,大便每日 1 ~ 2 次,脉弦,舌质暗红,苔薄白。按一诊处方 1,5 剂,水煎分服,每日 1 剂。

2007 年 5 月 29 日三诊:每到这个季节发生荨麻疹,现丘疹仍未消尽。新生丘疹时胃部自觉发热,大便每日 1 次,不稀,脉弦,舌质紫暗,苔白厚。

处方 1:黄芪 30g,丹参 30g,野菊花 30g,川芎 15g,赤芍 20g,红花 10g,桃仁 15g,茜草 15g,蒲公英 20g,山药 30g,炒山楂 20g,姜黄 15g,云茯苓 30g,泽兰 20g。

7 剂,水煎分服,每日 1 剂。

处方 2:炒山楂 20g,桃仁 15g,白蔹 10g,白矾 10g,密陀僧 15g。

上方用 75% 乙醇 300ml,泡浸 2 天后外用。

2007 年 6 月 9 日四诊:患者诉服上药后丘疹时出时退,饮食正常,大便每日 1 ~ 2 次,脉弦,舌质暗红,苔白腐。

处方 1:金银花 30g,连翘 15g,赤小豆 30g,当归 15g,生贯众 30g,牡丹皮 10g,玄参 20g,土茯苓 30g,车前子 30g(另包),云茯苓 30g,生甘草 10g,生山楂 15g,生牡蛎 30g。

7 剂,水煎分服,每日 1 剂。

处方 2:白蔹 20g,白矾 20g,黄连 15g,徐长卿 20g,艾叶 10g,乌梅 15g,生甘草

10g。

上方用75%乙醇350ml,浸泡1天后外用。

2007年6月16日五诊:患部丘疹仍未消退,有时出汗,大便每日1次,胃部发热症状缓解,脉弦,舌质暗红,苔薄白。按原方去生贯众,加王不留行15g,7剂,水煎分服,每日1剂。

2007年6月26日六诊:近来见好,面部新生丘疹,饮食可,大便每日1次,质可,脉弦,舌质暗红,苔薄白。

处方:荆芥10g,麻黄10g,栀子10g,白芍20g,连翘15g,防己15g,土茯苓30g,泽泻15g,赤小豆20g,板蓝根30g,云茯苓30g,生甘草10g。

7剂,水煎分服,每日1剂。

2007年7月7日七诊:掌心已不痒,脚部未有干皮。用炉甘石洗剂外洗后患处脱皮,下肢出现新生单个丘疹,咽干,大便每日2次,不稀,脉弦,舌质暗红,苔薄白。按上方加生牡蛎30g、生山楂20g,7剂,水煎分服,每日1剂。

2007年7月14日八诊:皮肤发痒,上肢部又有新生,耳底部疼痛,每上火则加重,脉弦,舌质暗红,皮肤划痕征(+)。

处方:黄芪30g,党参30g,生山楂20g,姜黄15g,徐长卿15g,黄连10g,黄柏15g,莪术15g,云茯苓30g,山药30g,草薢15g,生牡蛎30g,赤小豆30g,炙甘草10g,生姜3片。

7剂,水煎分服,每日1剂。

2009年6月30日九诊:两上肢暴露处出现玫瑰样糠疹,发凉,小关节手指疼痛,脉弦,舌质暗,苔薄白。

处方1:黄芪20g,金银花30g,徐长卿15g,黄连10g,黄芩15g。

5剂,水煎分服,每日1剂。

处方2:密陀僧20g,生姜15g,徐长卿15g,黄连10g,甘草10g。

上方用75%乙醇350ml,浸泡1天后外用。

2009年7月9日十诊:患处症状见好,偶有因天热加重,大便每日1次,不干,脉有力,舌质淡,苔白腐。按上方加生地黄15g,7剂,水煎分服,每日1剂。

按:疱疹广义上是指疱疹病毒科病毒所致疾病。目前已知在这科中有8种病毒可造成人类疾病,这类病毒被统称为人类疱疹病毒。可侵犯人体多个器官。中医有言:至虚之处,便是留邪之地。故以清热解毒为基本治则,在此基础上进行加减,方能收效。

神经性皮炎

案 孙某,女,30岁,2014年5月29日初诊。

主诉:脐周因皮带刺激出现红色丘疹,耳痒,眼痒,腹痛和头痛,白带多。脉弦,舌质淡红,苔白。诊断:神经性皮炎。

处方:黄芪30g,防风10g,徐长卿15g,乌梅15g,金樱子15g,黄芩炭15g,炒白术15g,炒山药30g,血余炭30g,炙甘草10g。

7剂,水煎早晚各服1次,每日1剂。

按:神经性皮炎是以阵发性皮肤瘙痒和皮肤苔藓化为主的慢性皮肤炎症。发病与精神因素及外在刺激有关。慢性经过,不倾向湿润,易于反复发作。好发于颈侧、额部及骶尾、肘窝、腰背、两髋、外阴、肛门、腹股沟、眼睑及四肢等处,多以对称性分部。初发时先感觉局部瘙痒,由于搔抓而呈苔藓化。典型损害为多数米粒大淡红色至褐红色或皮色一致的圆形或多角形坚硬有光泽的扁平丘疹。王老师认为该病是因患者素体阳虚,卫气不固,活动或劳动后身热、毛孔疏泄之时,复感湿寒之邪、闭塞肌表腠理、闭阻毛孔。湿郁侵腐肌表,湿浸肌肤而发痒,表皮组织肥厚浸润,兼之搔抓刺激形成扁丘疹,湿郁遏热腐肌而成黏性水液,湿热瘀阻气血,不能荣润肌表而皮肤干燥,搔之微有脱屑,黏性水液渗出后易形成结痂。由于此病多伴有情志不畅,肝气郁结而致肌表气血运行受阻,故每遇心情烦躁则肌表受阻,瘙痒更甚。

脂溢性皮炎

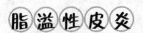

案 李某,男,23岁,2012年8月7日初诊。

主诉:头部时痒,头和肩背长痘或疖5年。检查:头脂溢性皮炎,面疖

3cm×2cm 按之波动,脉有力,舌质红,苔白。诊断:①头脂溢性皮炎;②面疖。

处方 1:金银花 30g,连翘 15g,蒲公英 30g,野菊花 30g,牡丹皮 15g,皂角刺 15g,白花蛇舌草 15g,生甘草 10g。

10 剂,水煎服,每日 1 剂。

处方 2:大黄 30g,黄连 15g,白矾 10g,甘草 10g。

10 剂,水煎外洗,每日 1 剂。

按:王老师自幼学习传统外科经典,认为外科疾病的病因大致有外感六淫、感受特殊毒邪、外来损伤、情志内伤、饮食不节、虚劳损伤、痰饮瘀血等,每种病因都具有各自的特性及其所引发外科疾病的特殊表现。外科疾病总的发病机制是气血凝滞、营气不从、经络阻塞、脏腑功能失和。外科疾病的发生与否,与正气的盛衰有密切关系。《素问·刺法论》"正气存内,邪不可干"。总之,从外科疾病发生、发展、变化的过程来看,它与气血、经络、脏腑的关系是极其密切的。局部的气血凝滞,营气不从,经络阻塞,以致脏腑功能失和是外科疾病总的发病机制,而机体阴阳平衡失调则是疾病发生、发展的根本原因。临床病象尽管千变万化,总能以阴阳来分析疾病的基本性质,在"辨证论治"的过程中应抓住八纲辨证的总纲。疾病的发生和发展是一个动态的变化,因此其病理过程也是不断地发展和变化的。外科疾病由内伤所致,多脏腑受病,正盛则邪发于各经而外达肌表,正虚则邪留脏腑而内结于里;有外邪所侵,多经络受病,外发肌肤成患,外邪深入或日久正虚,则内入脏腑。体表的病症,通过经络的传导,邪可内攻脏腑;脏腑的内在病变,可由里出表,外达于肌表。外科疾病的临床表现是复杂多样的,而且病情又处在不断发展和变化中,所以不可能自始至终表现为单纯的阴证或阳证,而是阴中有阳,阳中有阴,或阴阳相兼。而且疾病的阴阳属性不是固定不变的,可以随病情的变化而转化。就本病例结合上述中医外科辨证原则,辨证、辨病,得出痒是皮肤上的一种不适感,是皮肤病的一个主要自觉症状,在疮疡的肿疡、溃疡阶段也时有发生。中医学认为"热微则痒",即痒是有风、湿、热、虫之邪客于皮肤肌表,致使皮肉间气血不和,郁而生微热所致,或由于血虚风燥阻于皮肤,肌肤失养,内生虚热而发。另外在内治消法、托法、补法的应用中,有时是一法单用,有时是数法合用,应灵活掌握。内治法中,还分上、中、下三部用药:上部加祛风药,中部加行气药,下部加利湿药。纵观该方:金银花、蒲公英、野菊花、牡丹皮清热解毒,除湿祛瘟,皂角刺、白花蛇舌草除风止痒,连翘解表,正是"整体观念,辨证施治"的充分体现。

案 吴某,男,23 岁,2014 年 3 月 17 日初诊。

主诉:四肢痒 2 年。检查:四肢结节暗褐色,分布密集,胸背部散发。面部两侧有较密集红色丘疹。胸部右上方和肩胛后各有约 1cm×0.5cm 突出皮肤硬条状物(瘢痕疙瘩)。诊断:①脂溢性皮炎;②神经性皮炎;③毛囊炎;④结节性痒疹;⑤点状丘疹。

处方:黄芪30g,阿胶10g,当归15g,丹参30g,鸡血藤30g,柴胡15g,徐长卿15g,皂角刺15g,白及10g,甘草10g。

7剂,水煎服,每日1剂。

按:脂溢性皮炎是一种炎症状皮肤病,病因目前尚不完全明了,一般认为与皮脂腺分泌皮脂过多有关。细菌感染、遗传因素、精神因素、饮食习惯等被认为对本病的发生发展有一定影响。西医多使用维生素B_2、维生素B_6,瘙痒明显者给予抗组胺类药物治疗,病情易反复且副作用较大。中医认为本病主要是由于饮食不节,风邪外侵,湿热内蕴或阴虚内热,肝肾亏虚所致。根据中医学审症求因、审因论治的原则,分别给予利湿清热、祛风止痒、凉血润燥、养阴清热治疗,因切中病机,且从整体上改善和调节机体脏腑功能,故疗效稳定且不易复发,是治疗脂溢性皮炎切实可行的方法之一。

痤 疮

案 高某,女,25岁,2010年11月4日初诊。

主诉:面部出现粉刺1个月。症见:面部密集粉刺,色暗,右侧脸颊多于左侧,大便每日1次,质可,月经延期7日,色可,有血块,月经第一天腹痛,脉弦,舌质暗红,苔白。检查:面部尤以两颊、额部密集粉刺,左侧少于右侧;上腹正中有一条索状物,触痛,叩击痛,胃部叩诊呈鼓音。中脘(++)、升输(+)、降输(+)、胆明(+)。诊断:①痤疮;②胃炎;③胆囊炎。

处方1:黄芪30g,党参30g,山药30g,云茯苓30g,土茯苓25g,野菊花30g,白花蛇舌草30g,连翘15g,蒲公英30g,紫花地丁15g,白芍15g,生甘草10g。

5剂,水煎分服,每日1剂。

处方2:白及15g,白蔹20g,白芷10g,白矾5g。

上方用75%乙醇300ml,浸泡1天后外用。

2010年11月20日二诊:右侧脸颊部粉刺减少,左侧有部分新生,大便2日1次,不干,脉有力,舌质暗红,苔白腐。按一诊处方1,土茯苓改为30g,加皂角刺15g,黄芩15g,7剂,水煎分服,每日1剂。

2010年12月4日三诊：面部粉刺未见新生，但有脓疱形成，大便每日1~2次，时干，脉弦，舌质暗红，苔白腐。按一诊处方1，加皂角刺15g、黄芩15g、白及15g，7剂，水煎分服，每日1剂。

2010年12月11日四诊：面部粉刺未有新生，余正常，大便每日1次，稍干，脉弦，舌质暗红，苔薄白。按一诊处方1，蒲公英改为20g，加黄芩15g、白及15g，7剂，水煎分服，每日1剂。

2011年1月8日五诊：服上药后面部粉刺已开始消散，皮肤尚可，大便每日1次，质可，脉弦，舌质暗红，苔薄白。按一诊处方1，加白及15g、皂角刺15g，20剂，水煎分服，每日1剂。

按：患者肝胃蕴热，熏蒸面部而发痤疮，故给予土茯苓、野菊花、白花蛇舌草等以清热解毒，黄芪、党参、山药以健脾益气，防苦寒伤胃，以保胃气。外用白及、白蔹、白芷、白矾以清热解毒，消肿散结，敛疮生肌，美白养颜。

案 俞某，男，17岁，2009年3月2日初诊。
主诉：面部痤疮4个月。症见：4个月前面部出现成片青春痘，手足心热，易出汗，胃胀打嗝泛酸。脉有力，舌质淡红，苔白厚腐。检查：额部、两颊部出痘，伴小炎性瘢痕。诊断：痤疮。

处方：金银花25g，野菊花30g，柴胡15g，黄芩15g，生地黄15g，玄参15g，黄芪20g，太子参20g，山药30g，云茯苓30g，炙甘草10g，牡丹皮10g。

10剂，水煎服，每日1剂。

案 卢某，男，20岁，2014年6月6日初诊。
主诉：面部长痘。症见：面部痘充血、发红，时有右上腹疼痛，胃脘部疼痛，整夜心悸不适，眼睛痛，睡眠欠佳，疲劳乏力，大便每日1~2次。脉偶有期前收缩（简称早搏），舌质红，苔薄白。检查：上腹正中有一条索状阳性反应物，无叩击痛。诊断：①痤疮（热毒湿盛证）；②胃炎。

处方：金银花20g，黄芩15g，黄芪25g，党参30g，野菊花20g，蒲公英30g，五味子10g，麦冬15g，黄精15g，酸枣仁30g，生甘草10g。

14剂，水煎分服，每日1剂。

2014年7月5日复诊：患者诉服上药后睡眠较前有明显改善，服药前3天睡不醒、脸上有痘出现，5天后脸上痘开始慢慢变浅。脉有力，舌质淡红，苔白厚。

处方1：按上方加炒白术15g，炒山药30g，云茯苓30g，7剂，水煎分服，每日1剂。

处方2：白及15g，白蔹20g，白矾10g，白芷10g，生甘草10g。

上方用75%乙醇400ml，浸泡1天后外用。

按：患者热毒湿盛，湿热互结，上蒸颜面而致痤疮，方用金银花、野菊花、蒲公英清热解毒,加黄芩清解上焦之热,为主药;酸枣仁、五味子宁心安神,加麦冬清心除烦,为辅药;黄芪、党参、炒山药、炒白术健脾益气,为保药;黄精补益肾精、延缓衰老,为抗药,实为王老师"主辅保抗组方用药法"之具体应用。

案 周某,女,20 岁,2007 年 5 月 12 日初诊。

主诉:全身多处青春痘 6 年余。症见:月经前后发生青春痘较多,现头面部青春痘密集,胸背部仍有大部分,纳食可,大便每日 1 次,不干,经期短,月经有时提前 7 天,有时有血块,脉弦,舌质光红,苔白腐。检查:上腹正中有一条索状物,无叩击痛和触痛,面部密集红色丘疹,背部下至骶尾部、胸部膻中穴以上密集红色丘疹,伴白色粉刺样瘤,面部潮红。诊断:痤疮。

处方:黄芪 30g,白术 15g,山药 30g,云茯苓 30g,薏苡仁 30g,牡丹皮 10g,吴茱萸 5g,木香 10g,高良姜 4g,仙鹤草 30g,金银花 30g,野菊花 30g,皂角刺 20g,生山楂 15g,甘草 10g。

7 剂,水煎分服,每日 1 剂。

2007 年 5 月 19 日二诊:面部丘疹未增多,偶有个别生长,大便每日 1～2 次,质稀,脉数,舌质光红,苔白腐。

处方 1:上方去牡丹皮、吴茱萸,加泽兰 20g、生牡蛎 30g。

7 剂,水煎分服,每日 1 剂。

处方 2:白蔹 30g,白芷 15g,白矾 10g,白及 15g,生甘草 15g。

上方用 75% 乙醇 350ml,浸泡 1 天后外用。

2007 年 5 月 26 日三诊:胸部丘疹减轻,面部丘疹减少,大便每日 1 次,质稀,饮食可,脉弦,舌质暗红,苔白腐。按一诊处方去牡丹皮,加泽兰 30g、金樱子 20g,7 剂,水煎分服,每日 1 剂。

2007 年 6 月 2 日四诊:近来背部又新生丘疹,大便每日 1 次,不干,饮食可,月经色褐,脉弦,舌质光红,苔白腐。

处方 1:黄芪 30g,丹参 30g,白术 15g,山药 30g,云茯苓 30g,金银花 30g,野菊花 30g,蒲公英 20g,紫花地丁 15g,仙鹤草 30g,川芎 10g,柴胡 15g,生山楂 15g,桃仁 10g,炙甘草 30g。

14 剂,水煎分服,每日 1 剂。

处方 2:外用方由一诊处方加生山楂 20g。

上方用 75% 乙醇 400ml,浸泡 1 天后外用。

2007 年 6 月 16 日五诊:面部有新生,背部见好,大便每日 1～2 次,有时质稀,脉有力,舌质光红,苔白腐。

处方 1:按一诊处方 1,加黄芩 10g、生龙骨 20g、生牡蛎 20g。

14 剂,水煎分服,每日 1 剂。

处方 2:外用药按一诊处方 2,加乌梅 15g。

上方用 75% 乙醇 350ml,浸泡 1 天后外用。

2007 年 7 月 5 日六诊:月经推迟 2 天,痛经 2 天,面部未见新生,面色正常,感冒,流涕、流泪,大便每日 2 次,质稍稀,脉沉,舌质光红。按 6 月 2 日方加乌梅炭 30g,生姜 6 片,7 剂,水煎分服,每日 1 剂。

2007 年 7 月 17 日七诊:感冒愈,近来丘疹又有新生,大便每日 1 次,不干,脉弦,舌质光红,苔薄白。

处方:金银花 30g,野菊花 20g,蒲公英 20g,紫花地丁 15g,陈皮 10g,连翘 15g,皂角刺 20g,黄芩 10g,黄芪 30g,炒山楂 20g,山药 30g,云茯苓 30g,丹参 30g,甘草 10g。

14 剂,水煎分服,每日 1 剂。

2007 年 7 月 24 日八诊:面部有新生丘疹,大便每日 1 次,月经提前 5 天,脉弦,舌质光红,苔薄白。按上方加泽兰 20g,10 剂,水煎分服,每日 1 剂。

2007 年 8 月 18 日九诊:近来面部、胸部、背部有新生丘疹,大便每日 1 ~ 2 次,脉数,舌质光红,苔白腐。

处方:金银花 30g,连翘 15g,蒲公英 25g,紫花地丁 15g,野菊花 30g,陈皮 15g,牡丹皮 15g,生地黄 15g,玄参 30g,山药 30g,云茯苓 30g,土茯苓 30g,丹参 30g,甘草 10g。

7 剂,水煎分服,每日 1 剂。

2007 年 8 月 25 日十诊:丘疹减少,大便质稀,每日 2 次,月经提前 5 天,脉微数,舌质光红,苔白腐。按上方加泽兰 20g、益母草 30g、茜草 15g、生山楂 20g,14 剂,水煎分服,每日 1 剂。

2007 年 9 月 8 日十一诊:面部、背部、胸部丘疹明显减少,未有新生,大便每日 1 次,成形,脉弦,舌质光红,苔薄白。

处方 1:按 8 月 18 日方加泽兰 20g、生山楂 20g、乌梅 20g。

21 剂,水煎分服,每日 1 剂。

处方 2:按 5 月 19 日方加生山楂 20g、乌梅 20g。

上方用 75% 乙醇 350ml,浸泡 1 天后外用。

按:痤疮相当于中医学中的"肺风粉刺""面疱"。肺风粉刺是一种毛囊皮脂腺的慢性炎症性皮肤病。多由肺热引起颜面、胸、背部皮肤发疹如刺,挤压后可见头部呈黑色,体部呈黄白色透明状粉汁,故称之为肺风粉刺。唐代《备急千金要方》《外台秘要》和宋代《太平圣惠方》等名著,汇集了唐宋以前治疗该病的内服、外用方剂和单验方,为后世治疗本病积累了宝贵的经验。明代《外科启玄》认为本病是"盖受湿热"所致,《外科正宗》指出"血热郁滞不散"而为之。清代

《医宗金鉴·外科心法要诀·肺风粉刺》云其:"此证由肺经血热而成,每发于面鼻,起碎疙瘩,形如黍屑,色赤肿痛,破出白粉汁……宜内服枇杷清肺饮,外敷颠倒散。"该病常由内热炽盛,外受风邪所致。有肺热、脾胃湿热、热毒、血瘀痰凝等不同类型。故以清热解毒、健脾利湿、活血化瘀为治则。

脱　发

案 何某,女,31岁,2012年8月9日初诊。

主诉:脱发1年余。症见:近1年来脱发,夜梦多,月经40天为1个周期,量少,有血块,脉弦,右寸独大,舌质暗红,少苔。诊断:脱发。

处方:黄芪25g,党参30g,炒白术15g,炒山药20g,川芎10g,天麻15g,女贞子15g,枸杞子20g,侧柏叶15g,蒸何首乌10g,姜黄10g,鸡内金15g,生甘草6g。

7剂,水煎服,每日1剂。

2012年8月18日二诊:自觉稍有好转,8月17日腹泻1次,脉左强右弦,舌质暗红,苔白。上方加桂枝10g、熟地黄10g,14剂,水煎服,每日1剂。

按:王老师依据《脾胃论·脾胃胜衰论》中的"夫胃病其脉缓,脾病其脉迟。且其人当脐有动气,按之牢若痛,若火乘土位,其脉洪缓,更有身热,心中不便之证。此阳气衰落,不能生发"以及《医林改错》所讲的"无病脱发,亦是血瘀"和《诸病源候论·毛发病诸候》记录的"血盛则荣于须发,故须发美;若血气衰弱,经脉虚竭,不能荣润,故须发秃落"的理论,结合自己临床经验,内外兼治,总结脱发治疗方法如下:①补气。症见头晕、疲倦、怕冷、脉沉细、舌淡红、苔薄白,方以补中益气汤合人参养荣汤加减。②养血。症见面色㿠白、头晕目眩、四肢无力、脉细弱、舌淡红、苔薄白,方以八珍汤加何首乌、桑葚子等。③养阴生津润燥。症见口干舌干、唇干裂、舌红苔黄、脉沉弦细,方以沙参麦冬汤合知柏地黄丸加女贞子、墨旱莲、玉竹、枸杞子、黄精等。④疏肝解郁。症见口干、口苦、右胁痛、脉沉弦、舌红、苔黄,方以加味逍遥散合柴胡清肝汤加白花蛇舌草、半枝莲等。⑤健脾胃。症见体瘦、大便溏、腹闷胀,舌质淡,苔薄白,脉细弱。方以参苓白术散加白果、莲子、芡实等。⑥补肾填精。症见脱发齿松、耳鸣耳聋、腰膝酸软、精神呆钝、健忘、舌瘦、脉细无力,方以左归丸合六味地黄丸加龟板、鹿茸、阿胶等。

案 戴某,男,37 岁,2007 年 12 月 15 日初诊。

主诉:脱发 3 月余。脉弦,舌质红,苔薄白。检查:头部散在大片状脱发,上腹正中有一条索状物。诊断:①脱发;②胃炎。

处方 1:黄芪 20g,党参 30g,杭白菊 30g,川芎 15g,蒸何首乌 20g,枸杞子 15g,仙鹤草 30g,炒穿山甲 15g,金银花 30g,生牡蛎 30g,酸枣仁 30g,夜交藤 15g,生甘草 15g。

7 剂,水煎服,每日 1 剂。

处方 2:何首乌 20g,羌活 15g,桃仁 15g,生甘草 15g,高良姜 15g。

1 剂,上方用 75% 乙醇 250ml,浸泡 1 天后外用。

按:发,即头发,古称"发为血之余"。中医学对头发生长过程的论述,首见于《素问·上古天真论》,其中论述:女子七岁、男子八岁前后因肾气盛而"齿更发长";女子二十八、男子三十二岁前后因肾气实而"发长极";女子三十五、男子四十岁前后因气血始少而"发始堕";女子四十二、男子四十八岁前后因肾气衰而"发始白"。王老师结合自己经验,上述病患辨证为脾虚气弱证,治则为益气健脾养血,方以八珍汤加减,配合外洗患处,内外兼治,故取得了满意疗效。

案 李某,女,42 岁,2011 年 10 月 29 日初诊。

主诉:脱发,伴耳鸣 2 月余,11 个月前剖宫产手术,术后腰酸痛,不能久站,近 2 个月来出现脱发、耳鸣,未予重视,现患者脱发、耳鸣症状逐渐加重,睡眠差,眠时易醒,大便正常,每日 1 次,脉弦,舌质暗红,苔薄白。诊断:脱发。

处方:黄芪 30g,党参 30g,麦冬 15g,熟地黄 10g,何首乌 10g,泽兰 15g,焦麦芽、焦山楂、焦神曲各 10g。

10 剂,水煎分服,每日 1 剂。

2011 年 11 月 14 日二诊:患者述腰酸痛、耳鸣较前明显缓解,仍有脱发,但较前稍有缓解,睡眠明显改善,在原方基础上继续用 10 剂。

2011 年 11 月 25 日三诊:自述少量脱发,耳鸣、腰酸痛等症状缓解,在原方基础上继续服药治疗。

患者 2 个月后来复诊,脱发、耳鸣、腰酸痛等症状消失,未诉有不适症状。

按:患者中年女性,产后脱发,剖宫产后引起气血不足,脾肾亏虚,脾为先天之本,肾为后天之本,肾其华在发,脾主运化、统血,输布水谷精微,为气血生化之源,胃司受纳,通主水谷。脾的运化失健,则机体的消化吸收功能减弱,不能为化气、血、津液等提供足够的养料,全身脏腑组织不能得到充分的营养,不能维持正常的生理活动,故见脱发。方中以黄芪、党参、焦麦芽、焦山楂、焦神曲以健脾开胃,以熟地黄、何首乌、泽兰等以补肾,诸药合用,则药到病除。

行 痹

案 李某,女,35 岁,2008 年 4 月 17 日初诊。

主诉:右上肢无力,伴双腿麻木 10 余天。脉弦有力,舌质暗红,苔白腐。
诊断:行痹。

处方:黄芪20g,炒白术15g,羌活15g,山药20g,茯神30g,淫羊藿15g,川续断25g,桑寄生25g,木瓜15g,桃仁15g,怀牛膝15g,桑枝20g,桂枝15g。

7 剂,水煎服,每日 1 剂。

案 赵某,女,38 岁,2008 年 8 月 12 日初诊。

主诉:上肢关节游走性疼痛 1 年。症见:怕冷,腰酸,口干苦,喉间有痰,脉弦,舌质淡红,苔黄。诊断:①行痹;②胃炎;③胆囊炎。

处方:黄芪30g,丹参30g,葛根15g,白芍15g,川芎10g,羌活10g,独活15g,豨莶草15g,云茯苓30g,山药30g,柴胡10g,炙甘草10g,野菊花20g,荆芥15g。

7 剂,水煎服,每日 1 剂。

按:《素问·痹论》指出:"风、寒、湿三气杂至,合而为痹。其风气胜者为行痹,寒气胜者为痛痹,湿气胜者为着痹也。"风气盛者,善行而数变,可见肢体麻木、关节游走性疼痛。结合舌脉,本虚标实,肾精不足为本,风寒束表为实,治宜祛风散寒,活血通络,补肾壮骨。

甲沟炎

案 周某,女,74 岁,2009 年 3 月 2 日初诊。

主诉:右脚趾疼痛 1 个月。既往有糖尿病、冠心病病史。检查:右脚无名指皮肤发黑,周围组织红肿胀痛。诊断:甲沟炎(沿爪疔)。

处方:乌梅肉 15g,白矾 10g,黄连 15g。

上方用 75% 乙醇 150ml,浸泡 1 天后外用。

按:沿爪疔是手指疔肿之一,症见手指甲之一侧边缘出现轻微红肿、疼痛,或可延及对侧,甚则侵入指甲下,或化脓成疡者。本病案以清热解毒、消肿止痛为治则。选用乌梅、白矾消肿敛疮,黄连清热解毒,乙醇浸泡增加药效。

左腋蜂窝疮

案 任某,男,40 岁,2012 年 8 月 9 日初诊。

主诉:左腋下溃烂流脓 8 个月。检查:左腋溃烂两处,肿胀、流脓液。面部鼻、眉、两颊脱皮,充血发红。脉弦,舌质红,苔白腐。诊断:①左腋蜂窝疮;②面部及脚真菌感染。

处方 1:黄芪 30g,党参 30g,金银花 30g,连翘 15g,蒲公英 30g,紫花地丁 15g,云茯苓 30g,炒白术 15g,炒山药 30g,薏苡仁 30g,焦麦芽、焦山楂、焦神曲各 15g,生甘草 10g。

10 剂,水煎服,每日 1 剂。

处方 2:白矾 10g,黄连 15g,黄柏 15g,石榴皮 20g,生甘草 15g。

10 剂,水煎外洗,早晚各 1 次。

按:中医外科的内治法除了从整体观念进行辨证施治外,还要依据外科疾病的发生发展过程,按照疾病初期、中期、后期各个不同发展阶段选择不同治疗方法,即初期以消散邪毒为主,中期以托毒外出为主,后期以扶正祛邪为主,即消、托、补三个总的治疗原则。本病案中患者左腋下溃烂流脓 8 个月,结合舌脉,辨证为本虚标实证,故治疗时应攻补兼施,采用补益法和消法同治。黄芪、党参、云茯苓、炒白术、炒山药益气补血,金银花、连翘、蒲公英、紫花地丁清热解毒,辅以薏苡仁、焦麦芽、焦山楂、焦神曲照顾胃气,可谓面面俱到,疗效无忧。再加上白矾、黄连、黄柏、石榴皮、生甘草外洗患处,共奏清热祛湿、收敛生肌之效。

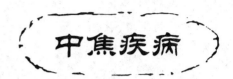

胃 炎

毕某,女,76岁,2007年11月20日初诊。

主诉:上腹部胀满4年余。症见:食欲差,进食后上腹部胀满,发凉,触痛,大便成形,每日1次,小便排出不畅,眠差,入睡困难,多梦,心前区偶有疼痛,口渴但不欲进水。脉有力,舌质暗红,苔薄白。检查:上腹正中有一条索状物,叩击左少腹痛,中脘(+)、天枢(+)、升输(+)、胆明(+↑)。诊断:①胃炎;②肠澼。

处方:黄芪20g,党参30g,太子参20g,山药30g,云茯苓30g,仙鹤草20g,柴胡10g,升麻10g,枳壳15g,生牡蛎20g,木香10g,菟丝子15g,大青叶15g,炙甘草10g,生姜3片。

4剂,水煎分服,每日1剂。

2007年11月25日二诊:患者自觉服药后胀满症状缓解,大小便排出通畅,继续守原方巩固治疗。

按:肠澼,病名,出自《素问·通评虚实论》。①指痢疾。"澼"指垢腻黏滑似涕似脓的液体。自肠排出,故称肠澼。②指便血。《古今医卷》卷八:"夫肠澼者,大便下血也。"患者老年女性,脾肾两虚,在健脾益气的基础上加用重镇安神药物生牡蛎,又肾虚,开合失司,给予菟丝子补肾益精。菟丝子在《神农本草经》中被列为上品,归肝、肾、脾经。性味:辛、甘、平,无毒。功能:补肾益精,养肝明目。

王某,女,16岁,2014年3月2日初诊。

主诉:胃痛,时有嗳气,乏力,后背凉6年余,脉弦,舌质红,苔黄。诊断:胃炎。辨证肝胃不和。

处方:黄芪25g,党参30g,麦冬10g,五味子10g,高良姜3g,炒白术15g,炒山药20g,吴茱萸2g,桂枝5g,焦麦芽、焦山楂、焦神曲各6g,鸡内金6g,生甘草3g。

7剂,水煎早晚各服1次,每日1剂。

按:本病为情志抑郁,恼怒伤肝,使肝失疏泄,横逆犯胃,胃气阻滞,升降失常,则胃脘痛;胃气上逆,则嗳气、泛酸;弦脉主肝病、主痛。方中黄芪、党参、炒白术、炒山药以补气健脾,麦冬配五味子,益气生津。吴茱萸、高良姜、桂枝以温中,止痛,理气,焦麦芽、焦山楂、焦神曲、鸡内金以健脾胃助消化。此案辨证准确,用药精当,标本兼顾,故能收到良效。

案 齐某,女,40岁,2013年9月21日初诊。

主诉:心慌、时有饥饿感10余年,加重1个月。半个月前心电图检查未见异常。诊断:胃炎。辨证肝气郁结,心神不交。

处方:黄芪15g,太子参30g,麦冬15g,五味子10g,当归10g,生白芍15g,生白术15g,柴胡15g,生姜3g,薄荷10g,生龙骨30g,生牡蛎30g,姜半夏10g,生甘草3g。

10剂,水煎服,每日1剂。

2013年10月7日二诊:患者服药后,进食正常,无明显饥饿感,大便每日1次,质软,排便通畅,继续按原方服用药物巩固疗效。

按:忧郁恼怒伤肝,肝气失于疏泄,横逆犯胃而致胃脘疼痛。肝气郁结,进而可以化火。火邪又可伤阴,均可使疼痛加重,或病程缠绵。方中黄芪、太子参、生白术以补气健脾,麦冬配五味子,益气生津。此案辨证准确,用药精当,标本兼顾,故能收到良效。

胃炎伴胆囊炎

案 王某,女,63岁,2007年11月27日初诊。

主诉:持续性胃脘部不适,伴乏力10天余。症见:腹胀,不思饮食,偶有饥饿感,仅进食少量粥,伴全身乏力,右下肢发颤(自膝关节至脚趾),可自控,入睡困难,坐卧不安,多梦,口干黏,时欲干呕,喜热饮,大便已4日未行,小便色黄,时心慌、胸闷。脉弦,舌质暗红,苔白稍厚。检查:上腹正中有一条索状物。中脘(+)、脘1(+)、天枢(-)、胆明(+↑);血压:120/85mmHg。诊断:①胃炎;②胆囊炎;③脑供血不足。

处方:黄芪30g,丹参30g,川芎15g,葛根20g,地龙15g,土鳖虫10g,桃仁10g,羌活10g,仙鹤草30g,玉竹15g,炒山楂20g,太子参20g,炙甘草15g,鸡内金10g。

4剂,水煎分服,每日1剂。

2007年12月1日二诊:有食欲,有时心烦,入睡困难,大便每日1次,量少,舌质暗,苔厚腐。按上方加厚朴15g、神曲15g、西洋参8g(另煎)、钩藤30g,10剂,水煎分服,每日1剂。

2007年12月11日三诊:有饥饿感,心烦减轻,睡眠欠佳,多梦,脉弦,舌质暗红,苔灰。按一诊方,加西洋参6g(另包)、生牡蛎30g,太子参改为30g(另包),7剂,水煎分服,每日1剂。

2007年12月18日四诊:有食欲,饥饿感明显,睡眠见好,多梦,时心烦,头痛缓解,颈后有触痛,头摇、下肢颤减轻,大便每日1次、不干,鼻塞、流涕、咽喉痛、发痒、咳嗽,脉弦,舌质暗红,苔白腐。按一诊方,加钩藤30g(另包)、西洋参6g(另包)、生龙骨30g、生牡蛎30g,7剂,水煎分服,每日1剂。

2007年12月28日五诊:自觉全身有力,有食欲,咽痛,流涕,一过性头痛,流口水,眼皮浮肿,大便每日1次、不干,头沉,脉弦,舌质暗红,苔薄白。按一诊方,加地龙20g、桑葚30g、威灵仙15g、西洋参6g(另包)、天麻15g,10剂,水煎分服,每日1剂。

2008年1月5日六诊:右上肢无力、酸痛,右下肢颤动,无头晕,胸闷、心慌时作,大便每日1次,不干,脉弦,舌质暗,苔薄白。

处方:葛根15g,天麻15g,丹参30g,川芎10g,地龙15g,土鳖虫10g,全蝎10g(另包),茜草15g,赤芍15g,龙齿30g,女贞子15g,金樱子15g,桑寄生30g,炒桃仁10g,玉竹15g,炒山楂15g。

7剂,水煎分服,每日1剂。

2008年1月10日七诊:食欲见好,头疼缓解,心慌、胸闷未曾发作,偶有胃脘部隐痛,大便每日1次,质稀,脉弦,舌质暗红,苔薄白。按上方加延胡索15g、薤白15g,7剂,水煎分服,每日1剂,巩固治疗。

按:患者老年女性,结合患者症状及舌脉,辨证为气虚血瘀,肝肾阴虚。患者右下肢颤动,肝肾阴虚,水不涵木,阴不潜阳,肝阳化风,故出现本症,活血化瘀药贯穿始终,另配合滋补肝肾药物,滋阴养血熄风,以收"滋水涵木""育阴潜阳"之功。地龙清热熄风、通行经络,土鳖虫破瘀血、散瘀止痛,更增加熄风通络之功效。

案 芦某,女,54岁,2008年10月14日初诊。

主诉:胸闷、气短、胃脘部疼痛7~8年,加重1个月。症见:胸闷,气短,胃脘部疼痛,下肢无力,纳差,善太息,大便每日 1~2 次,质稀,无便血,脉结,舌质紫暗,苔白厚腐。检查:上腹正中有一条索状物,有叩击痛。膻中(+)、中脘(+)、脘1(+↑)、天枢(+)、胆明(+)。胃镜检查(2007 年 11 月 29 日)示:①慢性浅表性胃炎;②十二指肠球炎;③食管平滑肌瘤。血压:190/90~60mmHg。诊断:①胃炎(食管平滑肌瘤?)(心血不足证);②胆囊炎;③泄泻。

处方:黄芪 20g,丹参 20g,麦冬 15g,五味子 10g,玉竹 15g,炒山楂 15g,芦根 10g,川芎 10g,薤白 15g,红花 10g,鸡血藤 25g,生牡蛎 30g,瓦楞子 30g,桂枝 10g,茯苓 30g,山药 30g,炙甘草 10g,干姜 4g。

7 剂,水煎分服,每日 1 剂。

2008 年 10 月 21 日二诊:胸闷、气短、胃脘部疼痛有所缓解,善太息,饮食可,时吐酸,大便每日 2 次,不稀,脉迟伴早搏,48 次/分,舌质暗红,苔薄白。血压:180/90mmHg。按上方加制附片 2g(久煎)、蒲公英 15g,7 剂,水煎分服,每日 1 剂。

2008 年 10 月 28 日三诊:胃脘部疼痛明显缓解,胸闷,天冷时背部发凉,吞咽食物时咽喉部发凉,卧位时下肢发麻,饮食可,大便每日 1~2 次,不稀,眼发涩,脉结,舌质暗红,苔薄白。按上方加熟地黄 10g,10 剂,水煎分服,每日 1 剂。

2008 年 11 月 13 日四诊:患者诉近 7 日来咳嗽,咳吐清稀白痰,因停药 3 日心慌,胸闷,头晕,手足麻木,眼涩,腹部疼痛明显缓解,大便每日 1~2 次,偶有里急后重感,脉迟弦,舌质暗红,苔白腐。按一诊方加制附片 2g、石韦 30g、鱼腥草 30g,7 剂,水煎分服,每日 1 剂。

2008 年 11 月 20 日五诊:咳嗽,吞咽食物时咽喉部发凉,咽痒,腰部因劳累疼痛不适,头晕缓解,饮食可,脉有力,舌质暗红,苔薄白。按一诊方去茯苓、山药,加杜仲 15g、川续断 30g、石韦 30g、鱼腥草 30g、独活 15g、高良姜 6g,7 剂,水煎分服,每日 1 剂。

2008 年 11 月 27 日六诊:咳嗽缓解,手足麻木明显缓解,大便正常,每日排大便 1 次,质可,项部发凉、沉重,背痛,眼涩,咽痒,胸闷,右少腹偶有疼痛,左侧头疼,脉弦,舌质暗红,苔白腐。血压:150/80mmHg。按一诊方去干姜、炙甘草,加杜仲 15g、夏枯草 30g、独活 15g、怀牛膝 15g,7 剂,水煎分服,每日 1 剂。

2008 年 12 月 4 日七诊:胸闷较前明显缓解,咽喉部发凉缓解,下肢麻木明显缓解,头项疼痛不适,头沉,眼涩,大便可,脉微弦,舌质暗红,苔薄白。血压:145/70mmHg。按一诊方加夏枯草 30g、制附片 2g,6 剂,水煎分服,每日 1 剂。

2008 年 12 月 11 日八诊:偶有心慌、气短,腹痛缓解,头晕明显缓解,咳嗽,无痰,背部发凉,前胸汗出,脉迟,55 次/分,下肢发软。血压:160/75mmHg。按一诊方加瓦楞子 30g、海螵蛸 30g、制附片 2g、高良姜 5g,7 剂,水煎分服,每日 1 剂。

2008 年 12 月 20 日九诊:偶有胸闷、气短,有时胸部微痛,右上肢夜间疼痛,大便每日 1 次、质可、成形、无便血,脉结,舌质暗红,苔薄白。血压:142/75 mmHg。按一诊方加制附片 2g、炒白术 15g、熟地黄 15g、三棱 10g、莪术 10g,干姜改为 6g,7 剂,水煎分服,每日 1 剂。

2008 年 12 月 27 日十诊:腹痛、气短较前明显缓解,偶有胸痛,脉弦,舌质暗红,苔薄白。按一诊方加熟地黄 15g、高良姜 6g、党参 30g,10 剂,水煎分服,每日 1 剂。

按:如《医学正传》说:"古方九种心痛,详其所由,皆在胃脘,而实不在于心。"至于心脏疾患所引起的心痛证,《灵枢·厥病》曾指出"真心痛,手足清至节,心痛甚,旦发夕死,夕发旦死",在临床上与胃痛是有区别的。然而根据详细询问病史,该患者胃炎合并有心脏疾患,辨证为心血不足证,给予健脾益气、滋阴养血、活血化瘀药物予以治疗。

案 王某,女,58 岁,2007 年 1 月 16 日初诊。

主诉:腹胀、腹痛 20 天余。症见:食后腹胀感明显,甚则难以弯腰,腹痛放射至后背,时有排便后缓解,大便每日 1~2 次,无便血史。脉弦,舌质暗红,苔白厚。诊断:①胃炎;②胆囊炎;③腹痛。

处方:柴胡 15g,蒲公英 20g,姜半夏 15g,黄芩 15g,大枣 5 枚,生姜 3 片,黄芪 30g,砂仁 10g(后下),茵陈 20g,焦麦芽、焦山楂、焦神曲各 15g,桑寄生 30g,金樱子 15g,瓦楞子 30g,海螵蛸 30g,厚朴 15g,炙甘草 6g。

7 剂,水煎分服,每日 1 剂。

2007 年 1 月 25 日二诊:腹胀明显缓解,腹痛症状消失,大便每日 1 次,时心烦,脉弦,舌质暗红,苔灰白。服一诊方,7 剂,水煎分服,每日 1 剂。

按:患者胃炎病史,伴腹痛,并放射至后背,此为胆囊炎的典型疼痛特点,伴脉弦,从本方中可以看出,以疏肝健脾清热、制酸止痛为治疗原则,柴胡为疏肝清热的良药,并配以姜半夏、黄芩组成了小柴胡汤的基础方,再加上瓦楞子、海螵蛸等抑制胃酸分泌,共奏其效。二诊后患者症状明显缓解。

案 孙某,男,21 岁,2009 年 5 月 21 日初诊。

主诉:3 个月前无明显原因出现饭时恶心,吃刺激性食物或饭后抽烟、喝酒后症状明显,脉有力,舌质暗红,苔白。检查:上腹下 1/3 处有一条索状物,伴左少腹呈鼓音。中脘(+)、左降输(+)、胆明(+)。诊断:①胃炎;②胆囊炎。

处方:黄芪 15g,党参 15g,炒白术 15g,山药 20g,云茯苓 20g,焦麦芽、焦山楂、焦神曲各 10g,藿香 15g,砂仁 10g(后下),陈皮 10g,大腹皮 10g,生姜 3 片。

7 剂,水煎服,每日 1 剂。

2009 年 6 月 30 日二诊:服药后症状消失,停药后反复,上方去大腹皮,5 剂,水煎服,每日 1 剂。

2009 年 7 月 11 日三诊:病情明显好转,舌质暗红,苔白腐,一诊方去焦麦芽、焦山楂、焦神曲,加蒲公英 10g,7 剂,水煎服,每日 1 剂。

2009 年 7 月 20 日四诊:病情基本愈,舌质暗红,苔白,一诊方加柴胡 10g、姜黄 10g,7 剂,水煎服,每日 1 剂。

按:处方中黄芪、党参、炒白术、山药、云茯苓益气健脾补中,藿香醒脾燥湿,焦麦芽、焦山楂、焦神曲、砂仁以健脾和胃,陈皮、大腹皮以行气和胃。胃属土,用药当需平和,贵在清灵、流通,做到补勿使滞,攻勿使过,寒勿使凝,热勿使燥。

案 汪某,男,68 岁,2009 年 6 月 11 日初诊。

主诉:患者于 1965 年患重感冒引起胃胀,吃饭期间打嗝,每吃酸即打嗝,近 1 个月加重。检查:形体消瘦,上腹正中有一条索状物,叩击伴左少腹痛。胆明(+)。血压:128/78mmHg。诊断:①胃炎;②胆囊炎。

处方:旋覆花 20g,代赭石 30g,党参 30g,姜半夏 10g,干姜 6g,大枣 6 枚,全蝎 10g,钩藤 10g(后下),山药 20g,云茯苓 30g,焦麦芽、焦山楂、焦神曲各 10g,生牡蛎 30g,生姜 4 片。

7 剂,水煎服,每日 1 剂。

2009 年 6 月 20 日二诊:服药后腹不胀,胃部发凉,手足冷,上方加吴茱萸 5g、高良姜 6g、肉桂 2g,9 剂,水煎服,每日 1 剂。

2009 年 6 月 30 日三诊:病情明显好转,时有饥饿感,眠差,上方加砂仁 10g、灵磁石 30g,13 剂,水煎服,每日 1 剂。

2009 年 7 月 28 日四诊:病情基本愈,一诊方加吴茱萸 5g、高良姜 6g、三棱 10g、莪术 10g、乌药 15g,15 剂,水煎服,每日 1 剂。

按:本病病因多由饮食不当、情志不遂和正气亏虚等所致,其病位在膈,病变的关键脏腑在胃,王老师初诊时运用旋覆代赭汤加减口服,使胃气下降,呃逆减轻,但出现胃部发凉、手足冷的症状,故给温中散寒的吴茱萸、高良姜、肉桂加减。三诊时症状大为好转,出现眠差,故给予其灵磁石以重镇安神,改善睡眠。四诊病情基本痊愈,给予药物以巩固疗效。

案 秦某,男,21 岁,2007 年 8 月 23 日初诊。

主诉:食欲不振 4 年,加重半年。症见:食欲不振、食多胃胀,大便 4~5 天 1 次、便干,脉弦,舌质淡红,苔白腐。检查:上腹上 1/3 处有一条索状物,剑突下触痛。上脘(+↑)、中脘(+↑)、胆明(+)。血压:110/66mmHg,胃镜检查(2002 年)示:浅表性胃炎、二级胃溃疡。诊断:①胃炎;②胆囊炎;③便秘。

处方:苍术 10g,厚朴 15g,陈皮 10g,焦麦芽、焦山楂、焦神曲各 15g,鸡内金 15g,知母 15g,三棱 15g,莪术 15g,山药 20g,云茯苓 30g。

5 剂,水煎服,每日 1 剂。

2007 年 8 月 28 日二诊:服药前 2 剂后大便每日 1 次,后 3 剂 2 天 1 次,不成形,食则倦,舌质淡红,苔白,脉弦。

处方:黄芪 30g,党参 30g,生白术 40g,山药 30g,知母 20g,柴胡 15g,枳壳 20g,升麻 15g,郁李仁 15g,柏子仁 15g。

7 剂,水煎服,每日 1 剂。

2007 年 9 月 4 日三诊:胃胀不痛,大便每日 1 次、便干。上方加肉苁蓉 30g、生地黄 20g、熟地黄 20g、玄参 20g,4 剂,水煎服,每日 1 剂。

2007 年 9 月 8 日四诊:胃胀减轻,大便每日 1 次,不干。上方加砂仁 10g,16 剂,水煎服,每日 1 剂。

2008 年 1 月 5 日五诊:患者近半年时间饮食正常,未出现胃部胀满,大便每日 1 次,排出通畅,近来因劳累后再次出现食后胃胀,大便 2～3 天 1 次、便干,失眠。

处方:黄芪 30g,党参 30g,生白术 40g,山药 30g,知母 20g,柴胡 15g,枳壳 20g,升麻 15g,郁李仁 15g,柏子仁 15g,肉苁蓉 30g,生地黄 20g,熟地黄 20g,玄参 20g。

9 剂,水煎服,每日 1 剂。

2008 年 1 月 15 日六诊:食多则胃胀,纳差,腹不痛,脉有力,舌质有瘀点,苔白腐。上方(1 月 5 日)加山茱萸 20g,7 剂,水煎服,每日 1 剂。

2008 年 1 月 22 日七诊:食后胃胀,大便 2 天 1 次,便头干,眠差。

处方:黄芪 30g,党参 30g,沙参 30g,麦冬 30g,生白术 50g,山药 30g,知母 30g,柴胡 15g,枳壳 30g,郁李仁 25g,柏子仁 25g,焦麦芽、焦山楂、焦神曲各 15g,槟榔 20g,厚朴 15g,鸡内金 15g,生地黄 25g,熟地黄 25g。

7 剂,水煎服,每日 1 剂。

2008 年 1 月 29 日八诊:食欲不振,昨日未便,余可。上方去生地黄、熟地黄,加三棱 15g、莪术 15g,10 剂,水煎服,每日 1 剂。

2008 年 2 月 16 日九诊:食欲可,便秘,2 天 1 次,便干,失眠。胃镜检查示:胆汁反流性胃炎。

处方:苍术 15g,厚朴 15g,陈皮 10g,山药 30g,茯神 30g,郁李仁 15g,柏子仁 15g,蒲公英 15g,柴胡 15g,鸡内金 10g,知母 15g,金钱草 10g,黄芩 15g,白芍 15g,合欢花 15g,酸枣仁 30g,夜交藤 15g,生甘草 10g。

7 剂,水煎服,每日 1 剂。

按:首诊,患者大便 4～5 日 1 次,辨证在燥湿健脾的药物中佐以三棱、莪术。三棱破血,行气,消积,止痛。《医学启源》云:"主心膈痛,饮食不消,破气。"莪术行气破血,消积止痛。《日华子本草》云:"治一切气,开胃消食,通月经,消瘀血,止扑损痛,下血及内损恶血等。"大便每日 1 次后,可改为益气健脾、润肠通便。

胃炎伴过敏

案 李某,女,68 岁,2008 年 12 月 13 日初诊。
主诉:胃脘部胀满 1 年。脉弦,舌质暗红,苔白腐。既往史:心动过速、面部麻痹。检查:上腹正中有一条索状物。唇向右斜,视力减退。血压:130/80 mmHg。诊断:胃炎。辨证为中气不足。

处方:黄芪20g,太子参20g,柴胡15g,升麻10g,枳壳15g,白术炭30g,山药30g,云茯苓30g,大青叶10g,藿香15g,炙甘草10g,生姜4 片。

5 剂,水煎服,每日 1 剂。

2008 年 12 月 27 日二诊:服药后症状缓解,停药后反复,上方加高良姜4g,10 剂,水煎服,每日 1 剂。

2009 年 1 月 15 日三诊:服药后局部发痒,出现红斑,患者自觉药物过敏,停药观察情况。

2009 年 1 月 17 日四诊:服上药后过敏处未见明显异常,患者既往无药物过敏史,一诊方去升麻、枳壳、白术炭、大青叶,加干姜4g,3 剂,水煎服,每日 1 剂。

2009 年 1 月 20 日五诊:服上药后无副作用,症状减轻,一诊方去升麻、枳壳,7 剂,水煎服,每日 1 剂,药后病愈。

按:患者胃脘部不适,乃中气不足,脾虚下陷之象,治宜益气健脾、升阳举陷。患者舌苔白腐,乃湿气较重,另配合藿香化湿利浊,治疗过程中出现过敏症状,给予清热凉血,随证加减。

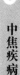

胃炎伴便秘

案 楚某,女,15 岁,2006 年 12 月 9 日初诊。

主诉:间断性胃脘部疼痛伴排便困难 3 年余。症见:间断性胃脘部疼痛,饥饿,晨起、晚上疼痛加重,大便干结,2 ~ 4 天 1 次,纳眠可,脉有力,舌质暗红,苔白腐,舌体胖大。诊断:①胃炎;②便秘。

处方:苍术 10g,厚朴 10g,陈皮 10g,蒲公英 15g,知母 15g,郁李仁 10g,木香 10g,生姜 3 片,白芍 15g,吴茱萸 3g,炙甘草 6g。

7 剂,水煎分服,每日 1 剂。

2006 年 12 月 16 日二诊:胃脘部疼痛症状消失,大便排出顺畅,2 ~ 3 天 1 次,质可。脉有力,舌质暗红,苔薄白。原方继续服用 7 剂。

2006 年 12 月 19 日三诊:1 天前腹泻 1 次,腹痛较前缓解。脉弦,舌质淡红,苔薄白。原方减量至 1/4,水煎分服。

按:患者以"间断性胃脘部疼痛伴排便困难 3 年余"为主诉,考虑病位在胃肠,主要因为饮食不当,损伤脾胃,脾失健运,胃脏之气不降,故见胃脘部疼痛,排便难,辨证为湿阻脾胃,胃失和降。故以理气化湿、和胃畅中为治则,方中苍术燥湿健脾,木香、厚朴、陈皮等理气健脾,郁李仁、知母等养阴润肠。三诊后患者各症状明显减轻。

案 花某,女,38 岁,2007 年 3 月 27 日初诊。

主诉:上腹胀满 3 余年,大便干结 1 年。症见:上腹胀满不适,进食后加重,大便干结,带血,色鲜红,每日 1 次,脸上痤疮明显,双侧乳房小叶增生,月经周期不规律,经期伴有乳房胀痛,白带色黄。脉弦,舌质暗红,苔薄白。妇科检查:宫颈糜烂、宫颈肥厚。诊断:①胃炎;②便秘;③附件炎;④痤疮。

处方:黄芪 30g,柴胡 15g,升麻 10g,枳壳 20g,知母 15g,玉竹 15g,炒山楂 15g,麦冬 30g,云茯苓 30g,山药 30g,车前子 20g(另煎),白芍 20g。

4 剂,水煎分服,每日 1 剂。

2007 年 8 月 28 日二诊:大便时干,每日 1 次,带血减少,乳腺增生缓解,月经周期规律,脸部痤疮减少,脉弦,舌质暗红,苔薄白。上方加怀菊花 30g、蒲公英 20g、金银花 30g,7 剂,水煎分服,每日 1 剂。

2007年9月6日三诊:大便质软,不带血,每日2次,脸部痤疮明显缓解,乳腺增生明显减少,脉弦,舌质淡红,苔薄白。按8月28日方加白花蛇舌草20g,7剂,水煎分服,每日1剂。

按:患者中青年女性,大便干结,带血,痤疮,月经不调,辨证为脾胃虚弱,肺阴不足。一诊以健脾益气,养阴生津为治则,配以缓急止痛的白芍,服后患者症状有所好转。二诊加怀菊花、蒲公英、金银花清热解毒,以治疗痤疮,服后患者大便可,痤疮、乳腺增生缓解。三诊时在二诊方中加白花蛇舌草以增强清热解毒之力,并嘱患者继续服用巩固疗效。

胃炎伴腹泻

案 吴某,男,45岁,2007年7月24日初诊。

主诉:全身无力,大便每日3~5次,不成形,腹胀痛6年。症见:大便次数增多,腹胀痛,呈间断性,全身无力,头晕,脉弦,舌质紫暗苔白。既往史:脂肪肝、高血压。检查:上腹正中有一条索状物,有叩击痛(+)。中脘(+↑)、脘1(+)。血压:120/80mmHg(服用降压药后)。诊断:①胃炎;②腹泻。

处方:黄芪30g,党参30g,苦参20g,白术炭30g,山药30g,乌梅炭30g,云茯苓30g,仙鹤草30g,生龙骨30g,生牡蛎30g,夜交藤15g,炒山楂20g,吴茱萸5g,木香10g,高良姜4g,生姜4g,炙甘草10g。

7剂,水煎服,每日1剂。

2007年8月21日二诊:大便见好,每日2~3次,受凉则腹泻,出汗多,近日稍有好转,性功能减退。一诊方加夏枯草30g、金樱子20g、桑寄生30g、怀牛膝15g,7剂,水煎服,每日1剂。

2007年9月25日三诊:服药可,停药后病情反复,虚汗不多,腹不痛,下肢不凉,饮食可。大便每日3~5次,时有发凉较之前轻,头晕心慌。二诊方去金樱子,7剂,水煎服,每日1剂。

2007年9月29日四诊:出汗减少,头晕心慌好转,仍咽干、心烦,睡眠不佳,小便黄。脉有力,舌质暗红,苔白滑。三诊方加金银花30g,9剂,水煎服,每日1剂。

2007年10月11日五诊:患者自行停药2天。血压升高至160/105mmHg,

大便每日 2 次,便稀,肛门疼痛,便后消失,睡眠差。9 月 25 日方去生姜,7 剂,水煎服,每日 1 剂。

2007 年 10 月 20 日六诊:时有头痛,眠差,血压 160/120mmHg,服降压药(代文)后血压 120/78mmHg。

处方:当归 10g,黄芪 30g,丹参 30g,桑寄生 30g,夏枯草 30g,金樱子 20g,怀牛膝 15g,白术 15g,云茯苓 30g,远志 15g,酸枣仁 30g,木香 10g,杜仲 15g,乌梅 15g,炒山楂 20g,生牡蛎 30g。

7 剂,水煎服,每日 1 剂。

2007 年 10 月 30 日七诊:大便每日 4～5 次,不成形,腹不痛。血压不稳定,随睡眠情况波动。

处方:黄芪 30g,玄参 30g,丹参 30g,桑寄生 30g,夏枯草 30g,金樱子 20g,怀牛膝 15g,大青叶 20g,菟丝子 20g,藿香 15g,杜仲 15g,远志 15g,酸枣仁 30g,夜交藤 15g,吴茱萸 6g,姜黄 15g,泽兰 30g,川芎 10g。

7 剂,水煎服,每日 1 剂。

2007 年 11 月 17 日八诊:食欲不振,余可。上方加三棱 15g、莪术 15g,7 剂,水煎服,每日 1 剂。

2008 年 3 月 29 日九诊:大便正常,1 个月前咽痛发热 1 天,出汗轻,痰不多,为浓痰。

处方:黄芪 30g,熟地黄炭 15g,太子参 30g,山药 30g,云茯苓 30g,大青叶 20g,野菊花 30g,石韦 30g,炒桃仁 20g,冬瓜子 30g,夏枯草 30g,金樱子 20g,桑寄生 30g,吴茱萸 5g,生山楂 20g,炙甘草 10g。

7 剂,水煎服,每日 1 剂。

2008 年 4 月 28 日十诊:心烦,下肢无力,盗汗多,怕冷,咽干,大便每日 2 次,便稀,头晕,睡眠不佳,血压 138/180mmHg。上方去吴茱萸,加怀牛膝 15g、藿香 15g,7 剂,水煎服,每日 1 剂。

2009 年 10 月 9 日十一诊:病情基本愈,近日因饮食不当致大便每日 3～4 次,便稀,咽干,眠差梦多,乏力,后头部痛,视力减退。

处方:黄芪 30g,党参 30g,炒白术 15g,山药 30g,云茯苓 30g,仙鹤草 30g,葛根 15g,川芎 15g,枸杞子 25g,天麻 15g,金樱子 20g,乌梅 20g,高良姜 5g,生姜 3 片,生牡蛎 30g。

5 剂,水煎服,每日 1 剂。

按:胃炎可归属于中医胃痛范畴。胃痛又称胃脘痛,以胃脘部近心窝处经常发生疼痛为主症。古代文献所称心痛,多指胃痛而言。如《医学正传》说:"古方九种心痛,详其所由,皆在胃脘,而实不在于心。"就是很好的说明。总之,以健脾益气、滋阴养血、活血化瘀为治则。

胃炎伴便血

朱某,男,38岁,2006年12月23日初诊。

主诉:进食后胃脘部胀痛伴大便稀溏3年余。症见:进食后胃脘部胀痛,大便稀溏,带血,每日1~2次,小便正常,纳眠可,脉弦,舌质暗红,苔薄白。结肠镜示:所见大肠黏膜未见明显异常。诊断:①胃炎;②便血。

处方:黄芪30g,党参30g,山药30g,云茯苓30g,仙鹤草30g,吴茱萸5g,木香10g,高良姜4g,蒲公英15g,生牡蛎30g,炙甘草10g。

3剂,水煎分服,每日1剂。

2006年12月30日二诊:大便初成形,无便血症状,2天1次,脉有力,舌质暗红,苔薄白。按上方加桂枝6g,7剂,水煎分服,每日1剂。

按:患者中青年男性,大便稀溏3年余,伴便血,故以健脾益气、补虚止血、散寒止痛为治则,方中黄芪、党参、山药、云茯苓均能补益脾气,仙鹤草有补虚止血之功,方中吴茱萸、高良姜均能温中散寒止痛,配以蒲公英清透郁热。二诊大便稍成形,无便血,继续以本方加桂枝,温通脉络,调中止痛。

胃肠炎

梁某,男,22岁,2014年3月28日初诊。

主诉:腹泻呕吐3年。症见:脉有力,舌质暗红苔白。检查:麦克伯尼点(麦氏点)阳性。诊断:胃肠炎。

处方:藿香15g,大腹皮15g,炒白芍10g,白花蛇舌草20g,木香10g,厚朴10g,姜半夏10g,白芷10g,陈皮10g,生甘草10g。

5剂,水煎服,每日1剂。

2014年4月4日二诊:腹泻、食后呕吐等症状明显好转,胃灼热偶尔发作,大便每日1~2次,便溏,灼热感轻,矢气多。上方加桑寄生30g、槐花炭30g、杜仲15g,7剂,水煎服,每日1剂。

按:泄泻的基本病机是脾虚湿盛,外邪之中以湿邪最为重要,湿为阴邪,易困脾土,运化无力,升降失职,水湿清浊不分,混杂而下,而成泄泻,其他邪气须与湿气兼夹,方易成泻。内伤中脾虚最为关键,脾主运化升清,脾气虚弱,则运化无权,化生内湿,混杂而下,或清气不升,清气在下,则生泄泻。肝肾等脏腑病变所引起的泄泻,只有影响脾之运化,才可能致泻。另外,外邪与内伤,外湿与内湿之间关系也十分密切,外湿最易伤脾,脾虚可产生内湿,又容易感受外湿,均可形成脾虚湿盛,此乃泄泻发生的关键病机。患者青年男性,反复腹泻呕吐,查脉象搏动有力,舌质暗红,苔白。辨证为寒湿内盛证。寒湿内盛,脾失健运,清浊不分而泻下清稀。故给予藿香、大腹皮辛温散寒,芳香化浊,理气除满。木香、厚朴增强行气化湿功效,姜半夏、陈皮和胃止呕,白芷、白花蛇舌草燥湿杀虫,则寒湿除。

急性胃肠炎

案 张某,男,45岁,2013年8月13日初诊。

主诉:腹痛3日,腰痛2日。CT示:$L_{1~5}$腰椎前缘及两侧缘见骨质增生改变。诊断:①急性胃肠炎;②腰椎骨质增生。

处方:党参30g,黄芪30g,藿香15g,盐杜仲15g,黄连10g,姜半夏10g,乌药10g,防己15g,木香10g,延胡索10g,陈皮10g,生山药30g,生甘草10g。

7剂,水煎服,每日1剂。

2013年8月20日二诊:病情好转,上方加蒲公英15g、白及10g,7剂,水煎服,每日1剂。

药后病愈,患者未再出现腹痛,排便正常。

按:素体脾阳不足,或过服寒凉,损伤脾阳,内寒自生,渐至脾阳虚衰,气血不足,或肾阳素虚,或久病伤及肾阳,而致肾阳虚衰,均可致脏腑经络失养,阴寒内生,寒阻气滞而生腹痛。该方适用于本型腹痛,表现为腹痛绵绵、喜温喜按、大便溏薄等。

胃下垂

案 郭某,女,60 岁,2011 年 11 月 10 日初诊。

主诉:腹胀、腹痛伴大便不成形 2 月余。患者 2 个月前因阑尾炎行手术切除后出现腹胀、腹痛,站立时里急后重感明显,大便质稀,便次增多,每日 10 余次,患者未予以重视,未做任何治疗,现自觉腹胀,腹痛等症状无明显缓解,大便不成形,有黏液,每日 10 余次,站立时里急后重感明显,右侧面肌痉挛,胸部疼痛,胸闷,气短,偶有心慌,睡眠差,手足部发凉,畏寒,腰酸痛,右下肢腘窝至足跟部疼痛。舌质淡红,苔白腐,脉弦。既往史:患者有面神经炎 20 年余。血压:100/70mmHg。检查:腰部 L_3、L_4、L_5 压痛;胃下垂征(+);右侧面肌向右歪斜,右眼睑痉挛,舌向右斜;上腹正中有一条索状物并向右斜,叩击时伴有左下腹痛;中脘(+),叩击时伴两少腹酸痛;左天枢(+↑)、降输(+)、胆明(+)。诊断:①胃下垂;②胆囊炎;③肠澼;④面肌痉挛。

处方:黄芪 30g,丹参 30g,白芍 10g,钩藤 30g(后下),生龙骨 30g,生牡蛎 30g,地龙 15g,羌活 10g,川芎 10g,天麻 15g,炒白术 15g,山药 30g,云茯苓 30g,炙甘草 10g。

5 剂,水煎分服,每日 1 剂。

2011 年 11 月 29 日复诊:服上药后腹胀、腹痛症状消失,大便未见黏液,每日 2 次,胸痛减轻,睡眠很好,面肌痉挛见好,脉弦,舌质淡红,苔白腐。照上方白芍改为 15g,15 剂巩固疗效。

按:患者老年女性,多由于体质虚弱而感受外邪较重,损伤脾肾之阳,或其他脏腑的亏虚,累及脾肾两脏,进而引起肝脾肾亏虚。脾虚阳气不足,多引起大肠功能失调,表现为腹痛,或大便不成形;肾阳虚衰则见手足部发凉,畏寒,腰酸痛等症状;脾肾亏虚累及肝脏,肝阴不足,则不能敛阳,可见肝风内动。故上方以黄芪、炒白术、云茯苓健脾,以白芍柔肝止痛,再加以生牡蛎、地龙、天麻、川芎等镇肝熄风,诸药合用,则诸证自除。

案 朱某,男,66 岁,2011 年 10 月 20 日初诊。

主诉:消瘦 3 月余。症见:消瘦、乏力,3 个月体重减轻约 3.5kg,时有头晕。既往史:窦性心动过缓、双肺炎症(肺功能正常)、甲状腺继发囊肿、食管炎、胃炎。胃镜(2011年10月14日)示:①食管炎;②慢性浅表性胃炎;③幽门螺杆菌(HP)(＋＋)。彩色B超示:甲状腺多发小囊肿,前列腺增大,肝外胆管稍增宽。肺部CT示:双肺炎症。心电图示:①窦性心动过缓;②右心室高压。胃下垂征(＋),中脘(＋)、升输(＋)、麦氏点(＋)。诊断:①胃下垂;②胃炎;③胆囊炎;④阑尾炎。

处方:黄芪20g,党参30g,炒白术15g,山药20g,柴胡10g,升麻10g,枳壳10g,鸡内金10g,姜黄6g,高良姜3g,生牡蛎20g,炙甘草10g。

7剂,水煎服,每日1剂。

2011年10月29日二诊:患者于市某医院行气管镜检查,并进行痰培养,发现黄曲真菌。上方加鱼腥草30g,7剂,水煎服,每日1剂。

2011年11月12日三诊:病情明显好转,精神可,食欲佳,体重增加2～2.5kg,畏寒。一诊方加鱼腥草15g,肉桂2g,10剂,水煎服,每日1剂。

2011年11月26日四诊:食欲好,体重增加5kg,尿频、尿急、尿痛,一夜4～5次。一诊方加肉桂2g,益智仁15g,薏苡仁20g,10剂,水煎服,每日1剂。

2011年12月6日五诊:服药后患者感觉良好,要求上方6剂。

2011年12月22日六诊:病情好转,无明显不适,患者自觉有劲,体重增加350g,守方16剂继服巩固治疗。

2012年1月10日七诊:小便急、次数多,一夜5～6次,脉有力,舌质暗红,苔白滑。

处方:黄芪20g,炒山楂15g,益智仁15g,补骨脂15g,白茅根30g,生牡蛎20g,炙甘草10g。

25剂,水煎服,每日1剂。

2012年2月4日八诊:情况很好。上方加山药30g、炒白术15g,20剂,水煎服,每日1剂。

2012年2月28日九诊:精神可,小便正常。一诊方加焦麦芽、焦山楂、焦神曲各10g,生牡蛎30g,30剂,水煎服,每日1剂。

药后病愈。

按:患者老年男性,辨证为肝郁脾虚证,患者又伴有多发性甲状腺囊肿,治疗上当以理气健脾、软坚散结为治则,故一诊在理气健脾的基础上加以生牡蛎软坚散结。现代药理研究发现鱼腥草有抗链球菌、大肠杆菌、黄曲霉菌等多种细菌的作用,故加以鱼腥草杀菌消炎。后期以固涩补肾的益智仁、肉桂来治疗夜尿增多,健脾利湿的薏苡仁来治疗小便涩痛,服后患者症状明显好转。嘱患者以补肾健脾中药继续巩固治疗,九诊后患者痊愈。

胃十二指肠炎

案 张某,女,70岁,2007年3月10日初诊。

主诉: 阵发性腹痛5月余,加重1个月。症见:腹部隐痛难以忍受,纳差,全身乏力,心慌,脉弦,舌质暗红,苔薄白。腹部B超示:①肝内脂肪沉积;②胆囊结石。心电图示:①窦性心律;②频发室性早搏;③部分导联T波改变。心脏彩超示:①左房轻度扩大;②二尖瓣轻度反流;③左心收缩功能正常。诊断:①胃十二指肠炎;②心血不足;③胆囊炎;④腹痛。

处方:黄芪20g,丹参20g,麦冬15g,五味子10g,玉竹15g,生山楂15g,细辛4g,延胡索15g,乌药15g,白芍15g,炙甘草10g。

3剂,水煎分服,每日1剂。

2007年3月13日二诊:偶有腹部疼痛,吐酸,嗳气,乏力,夜间心跳加速。脉数,偶有脉结代,舌质暗红,苔薄白。

处方:黄芪20g,丹参20g,麦冬15g,五味子10g,玉竹15g,生山楂15g,细辛4g,延胡索15g,乌药15g,白芍15g,红参10g,小茴香10g,炙甘草10g。

7剂,水煎分服,每日1剂。

按:患者症见腹痛,心慌,脉结代。从方药上可以看出,以补气养阴、活血止痛为治则。黄芪补益脾气;麦冬、五味子、玉竹滋养阴液;细辛、延胡索、乌药、白芍共奏止痛之功。

嗳 气

案 张某,女,56 岁,2008 年 11 月 27 日初诊。

主诉:嗳气频作,伴左少腹痛、肠鸣 10 余年。症见:脉弦,舌质暗红,苔白。检查:上腹正中有一条索状物,叩击痛伴左少腹痛。中脘(+)、左天枢(+)、胆明(+)、胃下垂征(+)。诊断:①嗳气;②胆囊炎。

处方:当归30g,白芍20g,柴胡15g,云茯苓30g,炒白术15g,高良姜5g,吴茱萸10g,代赭石20g,徐长卿15g,全蝎10g,钩藤30g,桂枝10g,生牡蛎30g,砂仁10g,肉豆蔻10g,陈皮15g,炙甘草10g。

7 剂,水煎服,每日 1 剂。

2008 年 12 月 11 日二诊:服药后症状减轻,心烦,上方代赭石改为 25g,7 剂,水煎服,每日 1 剂。

2010 年 11 月 23 日三诊:患者服药治疗后,嗳气及腹痛症状均缓解,自行停药,2 年未发作。近期患者自觉症状复发,病情反复,嗳气、失眠。

处方:黄芪20g,丹参30g,炒白术15g,山药30g,茯神30g,黄精15g,焦麦芽、焦山楂、焦神曲各10g,鸡内金10g,太子参15g,代赭石10g,姜半夏10g,高良姜4g,吴茱萸3g,生牡蛎30g,生姜 3 片。

7 剂,水煎服,每日 1 剂。

药后病愈,至今未再复发。

按:本病病因多由饮食不当、情志不遂和正气亏虚等所致,其病位在膈,病变的关键脏腑在胃,还与肝、脾、肺、肾诸脏有关,基本病机是胃失和降,膈间气机不利,胃气上逆动膈。治以理气和胃、降逆止呃为主。并根据患者个体症状,随证加减。

胆囊炎

案 贾某,女,28岁,2003年3月4日初诊。

主诉:腹胀1年,每天下午加重。症见:腹胀,每天下午加重,大便3~5日1次,纳眠可,脉弦,舌质紫红,苔薄白。检查:精神可,上腹正中有一条索状物,叩击呈鼓音。中脘(++↑)、脘1(++↑)、脘2(++↑)、胆明(++↑)、天枢(++↑)。诊断:①胆囊炎;②胃炎;③十二指肠炎。

处方:金钱草15g,柴胡15g,黄芩10g,蒲公英20g,山药30g,佛手15g,延胡索15g,黄连15g,牡蛎25g,薏苡仁30g,槟榔10g,枳实10g,甘草10g。

3剂,水煎分服,每日1剂。

2003年3月8日二诊:左少腹疼痛缓解,大便1~2日1次,量少,质干,脉弦,舌质紫红,苔白黄。上方加吴茱萸6g,5剂,水煎分服,每日1剂。

2003年3月22日三诊:服上药后见好,腹胀减轻,下午脐下稍重,大便1~2日1次,质干,排便顺畅,脉沉有力,舌质淡红,苔白。上方加升麻15g、何首乌10g,5剂,水煎分服,每日1剂。

2006年5月13日四诊:患者服药后3年未出现腹部胀痛不适,中间未服用药物,近期患者再次因劳累及进食油腻食物后出现右上腹疼痛,大便3~4天1次,不干,胆明(+↑),脉弦,舌有瘀点,苔白腐。

处方:金钱草15g,柴胡15g,黄芩10g,蒲公英20g,山药30g,佛手15g,延胡索15g,黄连15g,牡蛎25g,薏苡仁30g,槟榔10g,枳实10g,甘草10g,生龙骨30g,生牡蛎30g。

7剂,水煎分服,每日1剂。

2006年5月24日五诊:胃部时痛,大便每日1次,时稀,食欲不好,脉弦,舌质淡红,苔薄白。

处方:苍术15g,厚朴15g,陈皮15g,延胡索15g,乌药30g,蒲公英15g,吴茱萸6g,木香10g,黄连15g,山药30g,云茯苓30g,高良姜4g,甘草10g。

7剂,水煎分服,每日1剂。

2007年1月9日六诊:服上药减轻后患者自行停药,现两少腹时痛,腹胀,有时下坠,大便1~2日1次,不干,饮食可,有时弯腰时腹痛加重。脉沉弦,舌光红。上方(2016年5月24日)加知母10g、生姜3片,7剂,水煎分服,每日1剂。

2007年1月18日七诊:腹部不胀、不痛,大便不干,脉弦,舌质淡红,苔薄白。按2006年5月24日方加知母10g、砂仁10g(后下)、乌梅15g。7剂,水煎分服,每日1剂。

2009年3月10日八诊:近两年患者未出现腹胀,近来因饮食不当胃脘部时痛,大便3~4日1次,有时头晕,血压95/70mmHg,左头痛,咽干,脉弦,舌质暗红,苔薄白。

处方:黄芪30g,川芎10g,当归15g,生地黄15g,熟地黄15g,生白术20g,生白芍20g,柏子仁15g,郁李仁15g,蒲公英15g,知母15g,生石膏15g,生甘草10g。

7剂,水煎分服,每日1剂。

2014年6月17日随访:腹胀感已明显消失,大便1~2日1次,质可,无头痛等其他不适。

按:胆在右胁之内,附于肝之短叶间,其形若悬瓠,呈囊状,现代称之为"胆囊"。胆内贮藏胆汁,是一种清净、味苦而呈黄绿色的"精汁",亦称"清汁",故《灵枢·本输》称胆为"中精之府",《备急千金要方》称胆为"中清之府",《难经·三十五难》称之为"清净之府"。《难经·四十二难》说:"胆在肝之短叶间,重三两二铢,盛精汁三合。"《类经·脏象类》所说:"胆附于肝,相为表里,肝气虽强,非胆不断,肝胆相济,勇敢乃成。"胆有经脉与肝的经脉相互络属,构成表里关系,如《灵枢·本输》所说:"肝合胆。"患者为青年女性,肝气不舒,可影响胆囊功能,而胆囊疾患亦可影响肝之疏泄,故给予患者健脾益气、疏肝利胆之药物口服,疗效显著。

案 田某,女,6岁,2014年2月3日初诊。

主诉:间断性脐周疼痛1年余,呕吐1天。症见:患者脐周疼痛1年,1天前出现呕吐,呕吐物为黄水,今日腹泻3次,大便呈水样,伴咳嗽。B超示:脐周腹腔内可探及数个淋巴结回声,淋巴结较大,约6.7mm×17mm,皮髓质分界清晰。提示:腹腔多发淋巴结肿大;上腹、少腹叩击痛,左少腹按压痛,有水声;中脘(+)、下脘(+)、升输(+)、降输(+)、升点(+)、盲点(+)、降点(+)。脉弱,舌质淡红,苔白厚。诊断:①胆囊炎;②急性胃肠炎。

处方:藿香10g,大腹皮6g,桔梗6g,陈皮6g,厚朴6g,姜半夏3g,神曲10g,白芷6g,山楂3g,麦芽3g,甘草3g。

3剂,水煎分服,每日1剂。

药后病愈。

按:本症以藿香正气散加减,患者多由外感风寒、内伤湿滞所致,湿伤于中焦脾胃则胸膈痞闷,脘腹胀满,或呕或吐,伤于下焦则引发便溏或泄泻。方中藿香辛温,理气和中,辟恶止呕,兼治表里为君,白芷、桔梗散寒利膈,佐之以发表邪,厚朴、大腹皮行水消满,姜半夏、陈皮散逆除痰,佐之以疏里滞。诸药合用,则病愈。

胆囊炎伴胆结石

案 赵某,女,62岁,2007年6月23日初诊。

主诉:肩部后背痛半年余。现肩部后背痛。腹泻,每日2次,脉弦,舌质红,苔黄厚腻。既往史:脂肪肝,肝右叶胆管结石,胆囊结石。检查:上腹正中处有一条索状物,叩击痛。中脘(+)、脘1(+)、天枢(+↑)、归来(+)、胆明(+↑)。诊断:胆囊炎(胆结石)。

处方:黄芪30g,丹参30g,柴胡15g,金钱草15g,焦麦芽、焦山楂、焦神曲各15g,山药30g,白术10g,云茯苓30g,蒲公英15g,野菊花20g,陈皮10g,炙甘草10g,白芍15g,桂枝6g,吴茱萸4g,木香10g,高良姜4g。

5剂,水煎服,每日1剂。

按:本案辨证为肝胆湿热,治宜疏肝利胆,清热排石,故本方选用柴胡、蒲公英、野菊花以清热疏肝,加之金钱草以利胆排石,清利湿热,辅以白芍、丹参、吴茱萸以活血止痛,黄芪、山药、白术以补养脾胃,诸药合用,效果显著。

肝内胆管结石

案 王某,女,52岁,2007年3月12日初诊。

主诉:右肋部隐痛7日余。症见:右肋部隐痛,大便每日2~3次,质稀,时有腹痛,脉弦,舌质淡红,苔薄白。检查:上腹正中有一条索状物。左天枢(+)、胆明(+)。腹部B超(2007年3月12日)示:①肝内胆管结石;②胆总管结石;

③肝外胆管扩张(中度);④胆囊炎。诊断:肝内胆管结石。

处方:金钱草25g,柴胡15g,白芍15g,炙甘草10g,蒲公英15g,山药30g。

7剂,水煎分服,每日1剂。

2007年3月19日复诊:服上药后大便时有两小块石头排出,右肋部疼痛明显缓解,大便每日1次,质稀,睡眠差,脉弦,舌质淡红,苔白腐。按上方加野菊花30g、金银花30g,金钱草改为30g,9剂,水煎分服,每日1剂。

按:胆结石归属于中医胁痛范畴。《灵枢·五邪》云:"邪在肝,则两胁中痛。"《素问·脏气法时论》亦云:"肝病者,两胁下痛引少腹。"因于肝病而致之胁痛,其原因主要有肝气郁结、瘀血停着、肝阴不足三个方面,治法以疏肝、活血、养阴等为主。

胁 痛

案 彭某,男,43岁,2007年7月19日初诊。

主诉:右胁肋部胀痛不适2个月。现右胁肋部胀痛不适,饥饿时痛,纳差,二便可,乏力,头晕,心慌,脉弦,舌质淡红,苔白。既往史:高血压病。检查:上腹正中处有一条索状物,胆明(+)。诊断:①胁痛;②眩晕(心血不足)。

处方:黄芪30g,党参30g,柴胡15g,白术20g,郁金25g,山药30g,茯神30g,白芍15g,延胡索15g,乌药20g,仙鹤草30g,川芎15g,金钱草15g,熟地黄20g,玉竹15g,生山楂20g,炙甘草10g。

7剂,水煎服,每日1剂。

按:《灵枢·五邪》云:"邪在肝,则两胁中痛。"《素问·脏气法时论》亦云:"肝病者,两胁下痛引少腹。"胁痛致病因素有肝气郁结、瘀血停着、肝胆湿热、肝阴不足等。其病变主要在肝胆。辨证为肝胆湿热,气滞血瘀,白芍、延胡索理气,缓急止痛,加仙鹤草以清热,郁金、金钱草以清利湿热,本方药的特色就是加理气活血止痛及养阴柔肝的药以达治疗目的。

乳房溢液

案 王某,女,38 岁,2012 年 8 月 7 日初诊。

主诉:左乳头溢液 1 年,伴尿频急,睡眠差,大便每日 2~3 次,不成形。脉弦,舌质暗红,苔白。诊断:①乳头溢液;②肠澼;③尿频。

处方:黄芪 30g,党参 30g,炒白术 15g,炒山药 30g,茯神 30g,薏苡仁 30g,薤白 15g,乌梅 15g,金樱子 15g,仙鹤草 20g,益智仁 15g。

7 剂,水煎服,每日 1 剂。

按:乳房疾病主要症状发于肝经循行的区域,女子以肝为先天,肝藏血,肝宜疏不宜郁,肝气不疏即可致乳房胀痛、乳房肿块、乳头溢液等疾病,临床治疗以补肾、疏肝、活血、化痰为治疗原则进行辨证处方,黄芪、党参、炒白术、炒山药、茯神、益智仁等可以补肾气、养气血、健脾胃,薤白、金樱子、仙鹤草可以收敛祛湿。

乳房导管扩张症

案 王某,女,28 岁,2011 年 4 月 12 日初诊。

主诉:挤压右侧乳房可见红色乳汁溢出 3 天余。患者育有一近 2 岁孩子,3 天前用手挤压右侧乳房,有红色乳汁溢出,余无任何不适,遂至妇科检查,彩色 B 超示:右侧乳房局部导管轻度扩张。检查:患者挤压右侧乳房可见粉红色乳汁溢出,但未触及肿块和条索状物。脉弦,舌质暗红,苔微黄。诊断:乳房导管扩张症。

处方:黄芪 30g,赤芍 15g,当归 10g,柴胡 15g,三棱 10g,莪术 10g,白花蛇舌草 15g,青皮 10g,陈皮 10g,蒲公英 20g,薏苡仁 30g,生甘草 10g。

7 剂,水煎分服,每日 1 剂。

按:本病多见于非哺乳期或绝经期妇女,常有哺乳障碍史。病变常限于一侧,但亦有两侧乳腺同时受累者。乳头溢液有时为本病的首发症状,且为唯一体征。乳头溢液常为间歇性,时有时无。方用赤芍、三棱、莪术、青皮破血行气、活血化瘀,柴胡、陈皮疏肝健脾,以调理气机,薏苡仁、蒲公英、白花蛇舌草清热排脓,合黄芪当归汤补养气血,以免苦寒攻伐伤胃,服药后症状缓解。

乳腺纤维瘤术后

案 赵某,女,40岁,2007年7月7日初诊。

主诉:乳腺纤维瘤术后2年,腰痛伴头晕1月余。症见:腰痛头晕,咽喉痛,月经不规律,2个月1次,脉弦,舌质淡红,苔白。检查:腰部肌肉触痛。诊断:乳腺纤维瘤术后。

处方:黄芪30g,党参30g,炒白术15g,仙鹤草30g,白花蛇舌草15g,薏苡仁30g,云茯苓30g,山药30g,茯神30g,生龙骨30g,生牡蛎30g,桂枝10g,枸杞子20g,杜仲15g,淫羊藿15g,桂枝10g,炙甘草10g,生姜3片。

7剂,水煎服,每日1剂。

按:乳腺纤维瘤是女性最常见的一种肿瘤。多见于15~18岁青春期及40岁以上绝经前妇女。中医认为,乳腺纤维瘤发病原因多与脏腑功能失调、气血失和有关。病变脏腑责之肝脾,尤其是脾土虚弱之人或过食辛辣肥甘厚味,损伤脾土,而致脾土运化功能失常,聚湿为痰或天生性格内向,情绪压抑,好生闷气或性情急躁,动则易怒或因七情所伤,忧思过度,而致肝失疏泄,郁而成痰等,均可导致痰湿结聚,气血凝滞而形成肿块。加之患者腰痛,给予其健脾益气、温补肾阳、通络的中药汤剂口服,疗效确切。

乳　痈

聂某,女,31岁,2014年5月6日初诊。

主诉:乳房胀痛2月余(产后3月余)。症见:脉弦,舌质暗红,苔白厚。检查:右乳胀满,轻度压痛,色正常。诊断:乳痈。

处方:黄芪30g,当归15g,赤芍15g,陈皮20g,生白芍15g,金银花30g,蒲公英30g,甘草10g。

7剂,水煎服,每日1剂。

2014年5月14日二诊:患者服用后,未出现发热等,右乳肿胀明显减轻,仍有轻微压痛。守原方给予7剂,巩固治疗后症状消失。

按:本病相当于中医学"乳痈"的范畴。主要是由胃经积热、情志不畅、肝郁气滞以及乳头皲裂、热毒侵入乳房所引起的一种急性化脓性疾病。发于妊娠期的为内吹乳痈,发于哺乳期的为外吹乳痈。可分为肝郁胃热(初期)、热毒壅滞(成脓期)、正虚毒恋(溃脓期)。本患者可辨证为肝郁胃热。给予黄芪、当归补气养血,金银花、蒲公英清解肝胃郁热,药后病愈。

缺　乳

江某,女,31岁,2009年2月26日初诊。

主诉:乳汁量变少1个月。症见:乳汁减少,患有乳腺增生,消化不良,婴儿大便每日1次,质干,纳眠可。脉弦,舌质暗红,苔白腐。检查:上腹上1/3处有一条索状物,腹部软。胆明(＋)、升输(＋)。诊断:①缺乳;②胃炎;③胆囊炎;④附件炎。

处方1:黄芪30g,党参30g,炒穿山甲15g,山药30g,王不留行15g,柴胡15g,

熟地黄15g,太子参20g,知母15g,炙甘草10g。

处方2:活虾30g。

捣烂,外敷患处。

按:缺乳多因素体脾胃虚弱,产时失血耗气,产生气血津液生化不足,乳汁生成无源,或素体抑郁,产时不顺,产后肝失条达,气机不畅,经脉滞涩,阻碍乳汁运化。可辨证为气血虚弱和肝郁气滞两大证型。《傅青主女科》云:"乳乃气血之所化而成也,无血固不能生乳汁,无气亦不能生乳汁。"此为产时耗伤气血,而出现产后气血虚弱,因而影响乳汁的生成,虽有乳汁分泌,但乳汁稀少,远不够婴儿所需。方中党参、太子参、知母、黄芪、山药、熟地黄补气养血,能使乳汁生成旺盛;炒穿山甲、王不留行通经下乳,使乳胀而乳汁通畅;佐以柴胡疏肝理气,因而对未能正常乳汁充盈者可在服汤后产生良好效果。

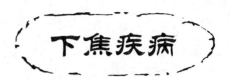

结肠炎

案 董某,女,37 岁,2011 年 3 月 1 日初诊。

主诉:大便带血 3 年余,加重 3 个月。症见:大便每日 1～3 次,带血,未见黏液,色鲜红,多不成形,少腹下坠感,纳差,消化不良,乏力,腰痛,入睡困难,多梦易醒,脉弦,舌质暗红,苔白腐。检查:形体消瘦,上腹正中有一条索状物,叩击伴两少腹痛。中脘(＋)、脘 1(＋)、脘 2(＋)、天枢(＋)、麦氏点(＋＋)、降输(＋)、升输(＋↑)、胆明(＋↑);血压:110/70mmHg。诊断:①结肠炎;②胆囊炎。

2011 年 3 月 8 日二诊:患者 3 月 7 日做双源 CT 仿真内窥镜示:①升结肠近段及回盲部局部结肠袋增粗,肠腔变窄,考虑结肠炎性改变;②小肠充气良好,考虑回盲瓣功能不全。患者现大便不成形,带血,每日 1 次,脉弦,舌质暗红,苔白腐。

处方:黄芪 30g,党参 30g,炒白术 15g,山药 30g,云茯苓 30g,三棱 10g,莪术 10g,陈皮 10g,高良姜 5g,吴茱萸 3g,仙鹤草 25g,蒲公英 15g,炙甘草 10g。

7 剂,水煎分服,每日 1 剂。

2011 年 4 月 7 日三诊:患者自诉服上药后大便不带血,但有少量黏液,每日 1～2 次,纳差,胃脘部饱胀感,偶有吐酸,肠鸣,乏力,乳腺增生,月经暗红,有血块,睡眠差,多梦,脉弦,舌质暗红,苔白腐。按上方加焦麦芽、焦山楂、焦神曲各 15g,鸡内金 15g、石榴皮 15g,15 剂,水煎分服,每日 1 剂。

2011 年 4 月 26 日四诊:患者现大便每日 1 次,成形,不带血和黏液,有时左少腹痛,纳差,睡眠差,乏力,咽干不痒,脉弦,舌质暗红,苔白腐。按一诊方去高良姜,加黄芩 10g、皂角刺 15g、生地黄 10g,10 剂,水煎分服,每日 1 剂。

2011 年 5 月 7 日五诊:患者诉服上药后睡眠可,大便每日 1 次,无血,少腹痛,偶有因饮食不当大便不成形,每日 2～3 次,脉弦,舌质暗红,苔薄白。按一诊方仙鹤草改为 30g,加乌梅 15g,黄精 15g,15 剂,水煎分服,每日 1 剂。

2011 年 6 月 23 日六诊:患者诉停药后,大便不成形,每日 1 次,无血和黏液,偶有因食凉大便每日 2~3 次,乏力,腹胀,食欲渐增。脉弦,舌质暗红,苔薄白。按 5 月 7 日方 10 剂,水煎服。

2011 年 7 月 9 日七诊:患者于 6 月 29 日做肠镜示:直肠炎,余无异常。现大便成形,每日 1 次,未见便血,偶有右下腹疼痛,月经来潮带有血块,乏力,小腹有下坠感,脉弦,舌质暗红,苔薄白。

处方:黄芪 30g,党参 30g,炒白术 15g,山药 30g,槟榔 10g,柴胡 10g,升麻 10g,乌梅 15g,高良姜 4g,炙甘草 10g。

7 剂,水煎分服,每日 1 剂。

按:气血是相辅相成的,气滞、出血可致血瘀,血瘀必然气滞。气血不通则痛,痛则不通。血瘀化热使肉腐,血瘀日久可成积。刘河间曰:"调气则后重自除,行血则便脓自愈。"赤多重用血药,白多重用气药。故王老师选用通脉复肠汤合补中益气汤加减,以涩肠止泻,升举清阳,气血同调,药到病除。

案 韩某,男,48 岁,2013 年 11 月 21 日就诊。

主诉:腹泻 5 年余。症见:大便溏泻,少量便血,有黏液,每日 7~9 次,右少腹和横结肠区疼痛,有下坠感,有时头晕,恶心,眼部患有虹膜性炎症,骨质疏松,2011 年患有脑梗死,纳可,眠差,体重下降明显,近 3 个月体重下降 6kg,脉弦,舌质暗红,苔黄。检查:形体消瘦,上腹部剑突下有结节,脐部有一条索状阳性反应物,触痛。中脘(+↑)、左天枢(+↑)、降输(+)、盲点(+)、胆明(+)。诊断:①结肠炎;②胃炎;③胆囊炎。

处方:黄芪 25g,党参 30g,炒白术 15g,炒山药 30g,茯苓 30g,乌梅 15g,黄精 15g,生龙骨 20g,生牡蛎 20g,高良姜 3g,吴茱萸 3g。

10 剂,水煎分服,每日 1 剂。

2013 年 11 月 30 日二诊:服上药后大便不太成形,每日 7 次,有少量血,使用地塞米松滴眼液后虹膜炎症状消失,患者感觉全身瘙痒,下肢为甚,口服氯雷他定后有所缓解。脉弦,舌质暗红,苔薄白。上方加姜半夏 10g,6 剂,水煎分服,每日 1 剂。

2013 年 12 月 7 日三诊:排便次数减少,不带血,左少腹疼痛感减轻,睡眠有所改善,口苦,鼻塞,流涕。肛门口有不适感,使用栓剂后改善,但过敏。脉弦,舌质暗红,苔薄黄。一诊方加白花蛇舌草 10g,皂角刺 10g,14 剂,水煎分服,每日 1 剂。

按:本案患者可辨证为脾肾阳虚,给予温肾助阳、益气健脾、收敛止泻为治则药物。方中黄芪、党参、炒白术、炒山药、茯苓健脾气,助运化,促进水液吸收,乌梅酸涩止泻,黄精、生龙骨、生牡蛎、高良姜、吴茱萸温肾助阳。

案 丰某,女,35岁,2007年11月13日初诊。

主诉:间断性腹泻5年余。症见:大便每日3~5次,不成形,排便时腹痛,时腹胀,月经量少,月经提前1周,时有盗汗,畏寒怕冷,咽部异物感,睡觉易醒,醒后难以入睡。脉弦,舌质紫暗,苔白舌中部干。结肠镜(2007年7月2日)示:正常结肠黏膜。检查:上腹正中有一条索状物,叩击痛。中脘(+)、脘1(+)、天枢(+)、胆明(+)。诊断:①结肠炎;②胆囊炎。

处方:黄芪20g,太子参30g,党参30g,白术炭30g,山药30g,云茯苓30g,仙鹤草30g,金樱子15g,乌梅20g,生牡蛎30g,蒲公英15g,吴茱萸4g,木香10g,高良姜4g,炙甘草10g。

7剂,水煎分服,每日1剂。

2007年11月20日二诊:患者诉服上药后大便每日2次,因饮食不当致消化不良,肛门下坠,睡眠差,多梦,汗出。脉弦,舌质暗红,苔薄白。按一诊方加夜交藤15g,6剂,水煎分服,每日1剂。

2007年11月27日三诊:大便每日2次,腹不痛,入睡困难,多梦,饮食可。脉弦,舌质暗红,苔白腐。按一诊方加柴胡10g、升麻10g、儿茶6g,14剂,水煎分服,每日1剂。

2007年12月11日四诊:患者现大便每日1~2次,成形,腹胀,时有心慌,眠差,脉弦,舌质紫暗,苔灰白。按一诊方加茵陈15g、儿茶6g、五味子10g,7剂,水煎分服,每日1剂。

2007年12月18日五诊:鼻塞、流涕、咽痒、咽喉部疼痛,大便每日2~3次,便成形,脉弦,舌质暗红,苔白腐。按一诊方加羌活15g、儿茶6g、大青叶15g,6剂,水煎分服,每日1剂。

2007年12月25日六诊:大便每日2~3次,不成形,时有恶心,眠差,脉弦,舌质暗红,苔白腐。按一诊方加藿香15g、大青叶20g、儿茶6g,10剂,水煎分服,每日1剂。

2007年1月5日七诊:患者现大便每日1~2次,便成形,中午时有肠鸣,眠差,头痛,鼻塞,流涕,脉弦,舌质暗红,苔白腐。

处方:黄芪20g,党参20g,白术炭30g,金樱子20g,赤石脂30g,仙鹤草30g,藿香15g,鸡内金10g,女贞子20g,生龙骨30g,生牡蛎30g,高良姜5g,桂枝6g,羌活15g,防风15g,炙甘草10g。

10剂,水煎分服,每日1剂。

2008年1月17日八诊:患者中午腹痛,大便每日2~4次,便成形。脉弦,舌质暗红,苔白腐。按上方加肉桂3g、制附片3g、乌药15g,12剂,水煎分服,每日

1剂。

2008年1月31日九诊:患者自诉服上药后大便每日1～2次,便成形,自觉病情明显改善,脉有力,舌质暗红,苔白。按七诊方加肉桂4g、制附片4g、乌药15g,14剂,水煎分服,每日1剂。

2008年2月23日十诊:由于在外饮食不当,患者现腹泻,大便每日2次,伴有腹痛,腹胀,脉弦数,舌质暗红,苔白腐。

处方:藿香15g,大腹皮15g,桔梗10g,陈皮10g,白术15g,神曲15g,白芷10g,佩兰15g,乌梅炭25g,肉桂3g,儿茶6g,生牡蛎30g,炙甘草10g。

4剂,水煎分服,每日1剂。

2008年3月8日十一诊:患者现大便每日1～2次,便不成形,左少腹时有腹胀、腹痛,恶心,矢气多,肠鸣。脉弦有早搏,舌质暗红,苔白腐。按上方加仙茅15g、淫羊藿15g,14剂,水煎分服,每日1剂。

2008年3月25日十二诊:患者大便每日1～2次,便不成形,里急后重,气短,心慌,胸闷,胸痛,手颤,睡眠困难。

处方:黄芪20g,太子参30g,山药30g,云茯苓30g,仙鹤草30g,仙茅15g,淫羊藿15g,玉竹15g,炒山楂20g,乌梅炭20g,金樱子20g,女贞子15g,桂枝10g,炙甘草10g。

5剂,水煎分服,每日1剂。

2008年4月12日十三诊:患者大便每日1次,有黏液,便成形,早晨大便里急后重,气短,时有腹痛,心慌,睡眠差,畏寒怕冷,脉沉弦,舌质暗红,苔薄白。按上方加熟地黄炭20g,五味子15g,14剂,水煎分服,每日1剂。

2008年4月29日十四诊:现大便每日1～2次,便时成形,无血,有黏液,脉弦,舌质暗红,苔薄白。

处方:苍术15g,厚朴15g,陈皮10g,白术炭30g,大青叶20g,藿香15g,大腹皮15g,金樱子20g,赤石脂30g,禹余粮15g,野菊花20g,生牡蛎30g。

7剂,水煎分服,每日1剂。

2008年5月10日十五诊:患者大便每日1～2次,便成形,眠差,腹部隐痛,脉弦,舌质暗红,苔薄白。

处方:白术炭20g,党参30g,黄芪20g,茯神30g,远志15g,酸枣仁30g,木香10g,龙眼肉10g,生牡蛎30g,藿香15g,金樱子20g,禹余粮15g,炙甘草10g,大枣5枚,生姜3片。

10剂,水煎分服,每日1剂。

2008年5月27日十六诊:患者自觉病情已愈。大便每日1次,偶有2次,便成形,偶有少腹疼痛,脉弦,舌质暗红,苔薄白。按上方加赤石脂30g,14剂,水煎分服，每日 1 剂。

按：久泻多有胃肠失调，并有脾虚湿盛伤阳之候。患者泄泻 5 年，月经量少，知其本虚，故用健脾复肠饮健脾涩肠止泻，合温中汤温中健脾止痛，后投以补中益气汤合玉屏风散、藿香正气散以调理肺肠、解表化湿、理气和中，方中黄芪、党参增强机体免疫力，山药、云茯苓健脾渗湿，为顾后药，儿茶、防风调肺理肠，实乃王老师"展先顾后调肺肠"大法之具体运用；继以赤石脂禹余粮汤甘涩收敛、涩肠止泻，酸枣仁汤加减以养血益气，安神除烦。综观本病，方虽几易，但未离调理肠胃之总则。

案 刘某，男，62 岁，2007 年 7 月 7 日初诊。
主诉：大便次数增多不成形 4 年，肛门坠胀 4 月余。现大便不成形，每日 3 次，肛门坠胀，有时肿痒。睡眠稍差，有时头晕，脉弦，舌质暗红，苔白腐。既往史：直肠炎。检查：上腹正中有一条索状物。中脘（＋↑）、左天枢（＋）。血压：140/90mmHg。诊断：①结肠炎（左半结肠炎）；②高血压。

处方：黄芪 30g，党参 30g，赤芍 15g，仙鹤草 30g，野菊花 30g，夏枯草 30g，金樱子 20g，山药 30g，云茯苓 30g，怀牛膝 15g，赤石脂 30g，炒山楂 20g，生龙骨 30g，生牡蛎 30g。

3 剂，水煎服，每日 1 剂。

2007 年 7 月 10 日二诊：下坠好转，腹胀，大便每日 3 次，不成形，脉弦，舌质紫暗，苔白滑。血压：130/90mmHg。一诊方加姜黄 15g、吴茱萸 6g、木香 10g、桂枝 6g，7 剂，水煎服，每日 1 剂。

2007 年 7 月 17 日三诊：头晕轻、腹不胀。服药 2 剂后大便每日 2 次，便不成形，因饮食不当致腹泻，每日 3~4 次。血压：140/80mmHg。一诊方加藿香 15g、佩兰 15g，7 剂，水煎服，每日 1 剂。

2007 年 7 月 26 日四诊：胃灼热，大便灼热感，每日 2 次，便质稠。血压：130/85mmHg。上方加杜仲 15g，7 剂，水煎服，每日 1 剂。

2007 年 8 月 2 日五诊：胃灼热见好，肛门便后灼热感。血压：140/90mmHg。脉有力，舌质暗红，苔微黄厚。一诊方去炒山楂，加生山楂 20g、桑寄生 30g、吴茱萸 6g，7 剂，水煎服，每日 1 剂。

2007 年 8 月 11 日六诊：服后病情明显好转，胃灼热偶尔发作，大便每日 1~2 次，便溏，灼热感轻，矢气多。血压：130/80mmHg。一诊方加桑寄生 30g、槐花炭 30g、儿茶 6g、杜仲 15g，7 剂，水煎服，每日 1 剂。

2007 年 8 月 18 日七诊：大便时肛门疼痛、灼热感，偶胃灼热。血压：132/84mmHg。上方杜仲改为 20g，7 剂，水煎服，每日 1 剂。

2007 年 8 月 25 日八诊：便后矢气有发热感。血压：120/75mmHg。一诊方加桑寄生 30g、槐花炭 30g、儿茶 6g、杜仲 25g,7 剂,水煎服,每日 1 剂。

2007 年 9 月 1 日九诊:天凉大便稀,每日 1~3 次,腹不痛,饮食可,血压: 120/84mmHg。一诊方加桂枝 6g、桑寄生 30g、大青叶 20g,5 剂,水煎服,每日 1 剂。

2007 年 9 月 6 日十诊:病情基本愈,大便每日 1 次,便不稀,肛门下坠。一诊 方加藿香 15g、桑寄生 30g、桑叶 20g、桂枝 6g、生姜 3 片,16 剂巩固疗效。

按:慢性胃炎是最常见的胃病,属中医学"胃脘痛""痞满""吞酸""嘈杂" "纳呆"等病范畴。中医认为,慢性胃炎多因长期情志不遂,饮食不节,劳逸失 常,导致肝气郁结,脾失健运,胃脘失和,日久中气亏虚,从而引发种种症状。在 临床上应根据患者的实际情况给予辨证论治。

案 杨某,女,15 岁,2007 年 11 月 14 日初诊。

主诉:腹泻 3 月余。症见:腹泻,大便每日 2~4 次,便不成形,时有左少腹 腹部隐痛,饭后腹痛加重,月经延迟,经量不定,脉弦,舌质淡红,苔白腐。肠镜 (2007 年 11 月 10 日)示:炎症性肠病待查;全消化道造影示:肠蠕动较快,肠易 激综合征(IBS);上腹部叩击呈鼓音。中脘(+)、天枢(+)、胆明(+)。诊断: 结肠炎。

处方:黄芪 20g,太子参 20g,山药 20g,云茯苓 30g,仙鹤草 30g,金樱子 15g, 乌梅 15g,蒲公英 10g,生山楂 10g,生神曲 10g,生麦芽 10g,生牡蛎 30g,甘草 10g, 生姜 3g,高良姜 4g。

5 剂,水煎分服,每日 1 剂。

2007 年 11 月 22 日二诊:大便成形,有黏液,每日 1~2 次,腹痛缓解。脉弦, 舌质淡红,苔薄黄腐。按上方加白术炭 30g,5 剂,水煎分服,每日 1 剂。

2007 年 11 月 27 日三诊:因饮食不当致大便带有少量脓血,大便每日 1~2 次,偶有 3 次,有下坠感,脉弦,舌质淡红,苔薄黄腐。按二诊方加藿香 15g、赤石 脂 30g、升麻 10g、姜黄 10g、三七 6g,7 剂,水煎分服,每日 1 剂。

2007 年 12 月 13 日四诊:大便每日 1 次,便成形,无血,腹部时痛,脉微数,舌 质暗红,苔薄白。按上方去仙鹤草,加白及 10g, 5 剂,水煎分服,每日 1 剂。

2007 年 12 月 18 日五诊:现大便成形,均每日 1 次,无血和黏液,脉弦,舌质 淡红,苔薄白。按二诊方去乌梅、干姜,加延胡索 20g,6 剂,水煎分服,每日 1 剂。

按:脾胃为后天之本,气血生化之源,脾胃虚弱,运化水湿功能失调,水湿停 留肠道,则易泄泻,正如张景岳所说:"泄泻之本无不由于脾胃。"所以王老师认 为本病脾胃虚弱是发病基础,饮食不节、不洁损伤脾胃,食积湿胜而发病,故治疗 采用补脾益气,疏肝健脾,消积和胃化滞除湿可。黄芪、山药补气健脾,生山 楂、生神曲、生麦芽、生姜、高良姜化湿温胃,辅以仙鹤草、乌梅、生牡蛎收敛、解痉达到止泻除湿之功效。纵观本病王老师的治疗思路,首先辨别虚实,年轻患者初发病一般以虚实夹杂为主,故早期宜清热解毒化湿,同时给予补气温脾,用药日久仍须注意燥药伤津耗气,温补太过生风动血,后期酌情给予凉血、收敛生津、健脾疏肝以收功完效。

慢性结肠炎

案 高某,男,15 岁,2007 年 7 月 12 日初诊。

主诉:腹泻每日 2～5 次,腹痛 9 年,11 日起发热,脉数不齐,舌质紫红,苔白腐。检查:上腹上 1/3 处有一条索状物,叩击痛。中脘(+)、天枢(+)、胆明(+)。诊断:①慢性结肠炎;②胃炎;③胆囊炎。

处方:羌活 15g,防风 15g,川芎 10g,柴胡 15g,黄芩 10g,黄连 15g,野菊花 20g,山药 30g,云茯苓 30g,木香 10g,藿香 15g,佩兰 15g,焦麦芽、焦山楂、焦神曲各 10g,板蓝根 30g,吴茱萸 5g,蒲公英 10g,石榴皮 15g,炙甘草 10g。

5 剂,水煎服,每日 1 剂。

2007 年 7 月 19 日二诊:服药 3 剂后病情改善,大便每日 2～3 次,量少成形。第四剂后大便每日 3～5 次,质稀,腹痛,下坠,排便时间长,食欲不佳。

处方:黄芪 30g,党参 30g,白术炭 30g,山药 30g,云茯苓 30g,苦参 20g,仙鹤草 30g,藿香 15g,佩兰 15g,吴茱萸 4g,金樱子 20g,木香 10g,生龙骨 20g,生牡蛎 20g,高良姜 4g,生姜 3 片,炙甘草 10g。

5 剂,水煎服,每日 1 剂。

2007 年 8 月 11 日三诊:病情好转,大便每日 2 次,成形多,大便黏无血,腹痛减轻,但下坠,腹鸣、胃胀。二诊方加野菊花 30g、滑石 10g、砂仁 10g,7 剂,水煎服,每日 1 剂。

2007 年 8 月 25 日四诊:服上药后病情明显好转,大便每日 1～2 次,下坠不尽感,腹痛便后消失,饭后胃不舒。上方加桑叶 20g,7 剂,水煎服,每日 1 剂。

2008 年 1 月 26 日五诊:大便每日 1～2 次,无血,成形,次数多,下坠,食欲不佳。二诊方加升麻 10g、藕节 30g、鸡内金 15g,15 剂,水煎服,每日 1 剂。

2008 年 2 月 12 日六诊:病情稳定,大便每日 1～2 次,成形,下坠,排便不尽感,食少,消化不佳。

处方:黄芪25g,太子参30g,白术炭30g,山药30g,云茯苓30g,金樱子20g,炒山楂20g,仙鹤草30g,藿香15g,儿茶6g,桂枝8g,生高良姜5g,炙甘草10g,生牡蛎30g,藕节30g。

12剂,水煎服,每日1剂。

2008年3月22日七诊:患者于2周前患肺炎发热7天,住院4天出院,输液13天后痊愈。咳嗽,吐痰不畅,大便每日2次,无血,下坠,偶腹痛。

处方:黄芪30g,党参30g,白术炭30g,金樱子20g,金银花30g,野菊花30g,大青叶20g,石韦30g,藿香15g,生牡蛎30g,炙甘草10g。

10剂,水煎服,每日1剂。

2008年4月19日八诊:病情可,大便成形,每日2次,便时腹痛、下坠,饮食可,脉有力,舌质红,苔白腐。

处方:黄芪30g,党参30g,山药30g,云茯苓30g,仙鹤草30g,金樱子15g,藿香15g,大青叶30g,乌梅炭30g,白术炭30g,赤石脂30g,桂枝6g,白芍15g,苍术15g,甘草10g。

10剂,水煎服,每日1剂。

2008年5月10日九诊:感冒、发热4天,现大便每日3~4次,无血,不成形,腹时痛,胃痛,消化不佳。上方去大青叶、桂枝,加野菊花30g、生地黄炭15g、禹余粮15g,10剂,水煎服,每日1剂。

2008年6月19日十诊:下坠轻,大便每日3次,时成形,有脓液无血。又感冒输液3天,已愈,胃不适。4月19日方去大青叶、白芍、苍术、乌梅炭,加荆芥炭30g、桔梗10g、禹余粮15g,7剂,水煎服,每日1剂。

2008年7月1日十一诊:大便成形无血,下坠轻,腹痛。消化不佳,眠差。

处方:黄芪30g,党参30g,苦参15g,山药30g,云茯苓30g,女贞子20g,金樱子20g,焦麦芽、焦山楂、焦神曲各15g,鸡内金15g,生牡蛎30g,赤石脂30g,代赭石15g,山茱萸20g,高良姜5g,炙甘草10g。

7剂,水煎服,每日1剂。

2008年8月2日十二诊:大便每日1~2次,基本成形,无血,有不净感,下坠,偶腹痛。上方去焦麦芽、焦山楂、焦神曲、鸡内金、代赭石,加藿香15g、禹余粮15g、大青叶15g、乌梅20g,7剂,水煎服,每日1剂。

2008年10月7日十三诊:近日尚可,下坠感明显减轻,有不净感,大便每日4次,无血,时不成形。

处方:藿香15g,大腹皮15g,陈皮10g,桔梗10g,炒白术15g,厚朴15g,白芷10g,赤石脂20g,禹余粮15g,高良姜4g,丁香2g,炙甘草10g,野菊花30g,大青叶

15g。

10 剂,水煎服,每日 1 剂。

2008 年 11 月 22 日十四诊:腹痛明显减轻,大便不成形,每日 2 ~ 3 次,有便意感,口中异味,消化不佳。

处方:黄芪 30g,党参 30g,炒白术 15g,山药 30g,云茯苓 30g,白术炭 30g,三七粉 6g,藿香 15g,禹余粮 15g,肉豆蔻 10g,鸡内金 10g,吴茱萸 4g,石榴皮 15g,木瓜 15g,桂枝 10g,花蕊石 25g,高良姜 6g,炙甘草 10g。

7 剂,水煎服,每日 1 剂。

2008 年 12 月 27 日十五诊:偶尔下坠,腹痛,大便每日 1 ~ 2 次,无血,有时不成形。上方去吴茱萸、石榴皮,加诃子肉 10g、五倍子 10g,10 剂,水煎服,每日 1 剂。

2009 年 2 月 3 日十六诊:感冒愈,近半年体重增加 10kg,排便时间减短,无血。大便每日 2 次,多数成形,有不净感、下坠、腹隐痛,余可。11 月 22 日方去花蕊石、石榴皮,加升麻 10g、柴胡 10g,10 剂,水煎服,每日 1 剂。

2009 年 2 月 26 日十七诊:病情基本愈,下坠感消失,消化不佳。

处方:黄芪 30g,党参 30g,山药 30g,云茯苓 30g,白术炭 30g,三七粉 5g,女贞子 15g,灵芝 15g,炒山楂 20g,鸡内金 15g,白芍 15g,高良姜 6g,炙甘草 10g。

10 剂,水煎服,每日 1 剂。

2009 年 3 月 28 日十八诊:受凉发热 39.6℃,输液后降温。大便每日 2 次,成形无血,下坠感轻,但腹痛,有不净感。十七诊方加板蓝根 30g、苍术 15g,焦麦芽、焦山楂、焦神曲各 15g,7 剂,水煎服,每日 1 剂。

2009 年 4 月 7 日十九诊:大便不成形,每日 2 次,口臭。

处方:黄芪 30g,党参 30g,炒白术 15g,山药 30g,云茯苓 30g,柴胡 10g,升麻 10g,枳壳 20g,桂枝 10g,生龙骨 30g,生牡蛎 30g,马齿苋 20g,金樱子 15g,焦麦芽、焦山楂、焦神曲各 15g,炙甘草 10g。

10 剂,水煎服,每日 1 剂。

2009 年 4 月 30 日二十诊:较初诊胖 10 ~ 15kg,大便平时每日 2 次,无血,下坠。食不当则口中异味,胃消化不佳。上方加乌梅 20g,9 剂,水煎服,每日 1 剂。

按:中医对本病的认识记载较早,《黄帝内经》将本病称为"肠澼"或"赤沃",并对其病因及临床特点做了简要论述。如《素问·太阳阳明篇》说:"饮食不节,起居不时者,阴受之……阴受之则入五脏……入五脏则膜满闭塞,下为飧泄,久为肠澼。"《素问·至真要大论》又说:"少阴之胜……腹满痛、溏泄,传为赤沃。"以益胃健脾为基本治则,兼以化湿止血、滋补肝肾,并随证加减。

案 刘某,男,42 岁,2007 年 6 月 2 日初诊。

主诉:间断性腹痛、腹泻 15 年余。症见:左下腹疼痛,在大便前后 4～5min 发生,大便不成形,每日 2～3 次,无脓血。检查:上腹正中有一条索状物,叩击痛,左少腹痛。中脘(＋)、左天枢(＋)、胆明(＋)。血压:110/90mmHg。结肠镜(2006 年 1 月 4 日)示:全结肠各肠段黏膜充血水肿,慢性结肠炎。诊断:①慢性结肠炎;②胃炎;③胆囊炎;④高血压。

处方:黄芪 30g,党参 30g,白术炭 30g,夏枯草 30g,金樱子 20g,桑寄生 30g,吴茱萸 5g,木香 10g,高良姜 4g,仙鹤草 30g,炙甘草 10g,生牡蛎 30g。

5 剂,水煎分服,每日 1 剂。

2007 年 6 月 9 日二诊:患者服上药后腹痛症状消失,近 5 日来大便每日 1 次,成形,不干,脉弦,舌质暗红,苔白腐。结肠镜(2007 年 6 月 9 日)示:仅直肠黏膜充血水肿,增厚,余均正常。按上方加桂枝 10g、钩藤 30g、大枣 6 枚,7 剂,水煎分服,每日 1 剂。

2007 年 6 月 16 日三诊:患者诉结肠镜检查后,大便每日 2 次,伴有少腹痛,口干,脉弦,舌质暗红,苔薄白腐。血压:100/70mmHg。按一诊方加儿茶 6g、桂枝 10g、白芍 15g、钩藤 30g,7 剂,水煎分服,每日 1 剂。

2007 年 6 月 23 日四诊:大便每日 2～3 次,肠鸣,腹痛缓解,脉沉,舌质暗红,苔薄白。血压:130/90mmHg。按一诊方加野菊花 20g、杜仲 20g、怀牛膝 15g、生龙骨 30g,7 剂,水煎分服,每日 1 剂。

2007 年 7 月 2 日五诊:近 5 日来大便每日 1 次,基本成形,口苦,每天下午少腹痛,口苦,饮食可。血压:110/80mmHg。

处方:黄芪 30g,丹参 30g,白术炭 30g,乌梅炭 30g,山药 30g,云茯苓 30g,仙鹤草 30g,夏枯草 30g,桑寄生 30g,吴茱萸 6g,木香 10g,高良姜 5g,生龙骨 30g,生牡蛎 30g,钩藤 30g(后下),炙甘草 10g。

7 剂,水煎分服,每日 1 剂。

2007 年 7 月 15 日六诊:腹痛、口苦症状消失,大便每日 2 次,质稀,脉有力,舌质紫暗,苔薄白。血压:106/80mmHg。按上方加地龙 5g,7 剂,水煎分服,每日 1 剂。

按:本案患者诊断为慢性结肠炎,予以以脾益气、收敛止血、理气止痛方药,二诊患者腹泻症状明显好转。脾胃为后天之本,必须得到先天之本的滋养才能源源不绝,故给予杜仲、怀牛膝补益肝肾。故可见补益肝肾在治疗结肠炎时的重要性。

案 王某,女,49 岁,1999 年 8 月 17 日初诊。

主诉:腹痛、腹泻 1 年余。症见:脐周腹痛,下坠感明显,大便每日 1～5

次,不成形,偶有带血。脉弦,舌质紫暗,苔薄黄。检查:上腹正中叩击痛。中脘(+↑)、脘2(+↑)、天枢(+↑)、胆明(+↑);肛门前有一赘生物;指诊子宫后位;直肠镜顺利进入12cm,见肠黏膜充血、水肿、花斑样改变,但以8cm以下为重。诊断:①慢性结肠炎;②胃炎;③胆囊炎;④胃下垂。

处方:黄芪25g,白术15g,白芍15g,柴胡10g,升麻10g,枳壳15g,小茴香15g,艾叶6g,木香10g,墨旱莲30g,赤石脂20g,甘草10g。

6剂,水煎分服,每日1剂。

1999年8月24日二诊:患者诉服上药后左上腹时痛,大便每日2~3次,无黏液,饮食可,胃下垂征(+),头沉胀,脉弦,舌质紫暗,苔薄黄。按上方加仙鹤草30g、川芎10g、泽兰15g,10剂,水煎分服,每日1剂。

1999年9月4日三诊:下坠感减轻,大便每日2次,不成形,腹部隐痛,左少腹胀,脉弦,舌质紫暗,苔薄白。按上方加炮姜炭6g、巴戟天15g、党参30g,15剂,水煎分服,每日1剂。

1999年9月18日四诊:服上药后大便每日1次,无血和黏液,腹不痛,头胀痛,脉弦,舌质紫暗,苔白腐。按上方加川芎10g、砂仁10g,15剂,水煎分服,每日1剂。

1999年10月9日五诊:服上药后大便质稀,每日1次,时有腹痛,饮食可,白带多,色红,舌质紫暗,苔白。

处方:黄芪30g,白术15g,山药30g,薏苡仁30g,当归15g,白果10g,云茯苓30g,墓头回30g,牡蛎30g,升麻10g,枳壳15g,柴胡10g,党参20g,小茴香10g,巴戟天10g,甘草10g。

10剂,水煎分服,每日1剂。

1999年10月21日六诊:下坠感明显缓解,大便每日1次,有时腹痛,咽干、饮水多,脉弦,舌质暗红,苔白滑。按上方加冬凌草15g、赤石脂20g,15剂,水煎分服,每日1剂。

1999年11月6日七诊:患者现大便每日1次,不成形,无血和黏液,腹部稍隐痛,饭后下坠感明显,白带不带红,但有臭味,咽不干但自觉咽喉部有黏液欲吐,二更时难以入睡,脉沉弦,舌质暗红,苔薄白。

处方:黄芪30g,党参30g,金银花30g,蒲公英20g,黄柏20g,云茯苓30g,白术15g,当归15g,牡蛎30g,龙骨30g,白芍15g,赤石脂20g,半夏15g,泽泻15g,车前子30g(另包),杜仲15g,夏枯草30g,水蛭6g,艾叶6g,甘草10g。

15剂,水煎分服,每日1剂。

1999年11月27日八诊:大便不成形,每日1次,无血和黏液,腹不痛,肠鸣,白带多,食欲渐增,偶有耳聋,脉弦,舌质淡红,苔薄白。血压:145/95mmHg。

处方:黄芪30g,当归10g,丹参25g,夏枯草30g,槐花15g,杜仲15g,金樱子15g,桑寄生30g,川牛膝10g,石决明20g,泽泻10g,菊花15g,葛根15g,牡蛎25g,水蛭6g,泽兰20g,薏苡仁25g,甘草6g。

10剂,水煎分服,每日1剂。

1999年12月30日九诊:今日妇科检查,症见:子宫炎,宫颈息肉。现下腹下坠感明显缓解,大便每日1次,质稀,腹时痛,饮食可,时有肠鸣,耳鸣,白带多,色黄,有臭味,脉弦,舌质紫暗,苔白。上方去槐花、杜仲、夏枯草,加仙鹤草30g、墨旱莲30g、赤石脂20g、槟榔10g、焦麦芽、焦山楂、焦神曲各15g,15剂,水煎分服,每日1剂。

2000年3月4日十诊:自行停药2个月,现大便每日1次,不成形,有黏液,自觉下坠感明显,矢气多,左少腹酸痛,吐酸,肠鸣加重,左胁下胀满,脐上悸动,脉沉有力,舌质淡红,苔薄白。

处方:黄芪30g,白术15g,吴茱萸3g,干姜3g,丹参25g,金樱子15g,桑寄生30g,石决明20g,水蛭6g,泽兰20g,槟榔10g,枳壳15g,杜仲15g,葛根20g,菊花20g,牛膝10g,牡蛎30g,龙骨30g,甘草10g。

20剂,水煎分服,每日1剂。

2000年4月18日十一诊:左侧腹部稍胀满,行走时自觉腹部下坠,大便有时成形,每日1次,纳可。脉弦,舌质淡红,舌中部苔少。按上方加砂仁10g、大腹皮15g,20剂,水煎分服,每日1剂。

2000年5月30日十二诊:左少腹偶有隐痛,腹部饱胀感较前明显缓解,纳可,大便每日1次,有时成形,脉沉弦,舌质淡红,苔白滑。血压:140/90mmHg。按十诊方加藕节20g、佛手15g、大枣8枚、生姜3片、仙鹤草30g,20剂,水煎分服,每日1剂。

按:吴鹤皋《医方考》中云:"泻责之于脾,痛责之于肝;肝责之于实,脾责之于虚,脾虚肝实,故令痛泻。"该患者有脾虚肝强之痛泻表现,故王老师在运用补中益气汤合四逆散的同时,配伍痛泻要方,敛肝柔肝,补脾助运,舒调气机,升阳止泻。后湿热下注,带下白浊红赤,且患者久病,肾精有所消耗,王老师主张主辅保抗组方用药法,故后期以健脾祛湿汤合参苓白术散加以养肾益精之药,处方药证相符,选药精当,故顽疾自能向愈。

案 陈某,女,62岁,2010年11月4日初诊。

主诉:腹泻6年,加重2月余。症见:6年前因饮食不洁,大便每日2~6次,不成形,肠鸣,有时排便前腹痛,便后则缓解,肛门下坠感,头晕,心慌,有一过性身热、汗出、乏力,纳眠可,脉弦,舌质暗红,苔白厚。检查:形体消瘦,叩击两少腹痛。胃下垂征(+)、中脘(+)、天枢(+)、胆明(+);血压:140/85mmHg。诊断：①慢性结肠炎；②胃下垂；③胆囊炎。

2010年11月6日二诊：今日做双源CT示：①乙状结肠冗长，走行迂曲，结肠皱襞增厚，肠腔变窄；②降结肠皱襞增厚，肠腔变窄，考虑慢性结肠炎。患者现大便每日1次，不成形，腹不痛，脉弦，舌质淡红，苔薄白。

处方：黄芪30g，党参30g，炒白术15g，山药30g，云茯苓30g，仙鹤草30g，生牡蛎30g，丹参20g，乌梅15g，生姜3片，炙甘草10g。

5剂，水煎分服，每日1剂。

2010年11月23日三诊：患者现大便每日1次，基本成形，偶有腹痛，胃脘部胀满，纳差。按上方加乌梅15g、生牡蛎30g、高良姜4g、鸡内金10g，14剂，水煎分服，每日1剂。

2010年12月25日四诊：患者现大便每日1次，时成形，胃脘部灼热感，两胁部疼痛，按之嗳气，动则心慌，脉弦，舌质暗红，苔白腐。按一诊方加柴胡10g、鸡内金10g、姜半夏10g，20剂，水煎分服，每日1剂。

2011年1月25日五诊：患者现大便每日1次，不成形，胃脘部饱胀感，脉弦，舌质淡红，苔白腐。按一诊方加鸡内金10g、砂仁10g、姜半夏10g，20剂，水煎分服，每日1剂。

2011年2月19日六诊：自服药来患者未腹泻，现大便每日1次，为成形软便，但因情绪不好两胁痛，纳眠差，脉弦，舌质暗红，苔白厚腻。按上方加柴胡10g、白芍10g，10剂，水煎分服，每日1剂。

2011年4月7日七诊：患者现大便日1次，有时不成形，无血和黏液，有时自觉下坠感，乳房刺痛，左少腹疼痛，烦躁，乏力，眠差，饮食可，体重至今增加5kg，脉弦，舌质暗红，苔白腐。按一诊方加瓦楞子30g、诃子10g、灵芝15g，15剂，水煎分服，每日1剂。

2011年5月7日八诊：患者现少腹偶有疼痛，大便每日1～3次，胃脘部疼痛不适，嗳气，口苦，眠可，脉弦，舌质淡红，苔白厚腐。按一诊方加灵芝15g、瓦楞子30g，15剂，水煎分服，每日1剂。

2011年11月5日九诊：患者诉自停药后，身体状况一直很好，现因饮食不洁大便每日2～3次，肠鸣，腹痛，下坠感明显。按一诊方加石榴皮15g、藿香15g，10剂，水煎分服，每日1剂。

2011年11月26日十诊：患者诉服上药后，大便每日1次，为成形软便，有时心慌，有时自觉胃脘部饱撑，脉弦，舌质暗红，苔厚腻。按一诊方加柴胡15g、郁金10g、藿香15g、吴茱萸3g，10剂，水煎分服，每日1剂。

按：本案患者年逾花甲，生理功能已经衰退，加之饮食不慎，脾胃乃伤。今腹泻6年之久，脾胃损伤较重，故用健脾复肠饮加减以调理肠胃，方中仙鹤草、生牡蛎酸敛止泻,为主药;乌梅涩肠止泻,为辅药;山药、炒白术、云茯苓健脾渗湿、益气养阴,为保药;黄芪、党参增强机体免疫力,为抗衰老药,实为王老师"主辅保抗组方用药法"之具体运用。后期患者肝失疏泄,气机郁滞,致脾虚肝郁,故以逍遥散加减,疏肝解郁,升举阳气。患者胃脘部灼热、饱胀感明显,加以姜半夏辛温除热,消痞散结;患者泄泻日久,伤及阳气,加灵芝以补养气血。特别提示:本证用药最忌苦寒伤胃、伐肠,加重病情,不可不知。

案 梁某,女,58 岁,2007 年 10 月 9 日初诊。

主诉:腹痛、腹泻伴失眠 5 年。现大便每日 5 次,质软,伴少腹痛、食欲不振、乏力,脉虚弱,舌质红苔白腐。既往史:心脏病史 8 年,胃病史半年。检查:上腹叩击痛伴两少腹痛,胆明(+)。血压:130/97mmHg。结肠镜(2007 年 10 月 8 日)示:慢性结肠炎。诊断:①慢性结肠炎;②胃炎;③胆囊炎;④高血压。

处方:黄芪 30g,夏枯草 30g,白术炭 30g,云茯苓 30g,山药 30g,车前子 15g,金樱子 15g,藿香 15g,菟丝子 15g,炒山楂 20g,生牡蛎 30g,仙鹤草 30g,吴茱萸 5g,木香 10g,高良姜 4g,柴胡 10g。

2 剂,水煎服,每日 1 剂。

2007 年 10 月 16 日二诊:服药后大便每日 2 次,腹不痛,食欲不振,血压:135/95mmHg。上方加怀牛膝 15g、佛手 15g,7 剂,水煎服,每日 1 剂。

2007 年 10 月 23 日三诊:病情明显好转,大便每日 1 次,左手麻木,血压:110/70mmHg。上方加姜黄 15g,7 剂,水煎服,每日 1 剂。

2007 年 10 月 30 日四诊:大便每日 1~2 次,质稀,左手麻木症状好转,睡眠不佳,血压:110/75mmHg。

处方:黄芪 30g,丹参 30g,夏枯草 30g,白术炭 30g,山药 30g,茯神 30g,藿香 15g,金樱子 15g,桑寄生 30g,仙鹤草 30g,炒山楂 20g,姜黄 15g,川芎 10g,桂枝 6g,茵陈 15g,生牡蛎 30g。

7 剂,水煎服,每日 1 剂。

2007 年 11 月 15 日五诊:病情好转,睡眠改善,腹不痛,矢气多,血压:130/78 mmHg。上方加玉竹 15g,7 剂,水煎服,每日 1 剂。

2007 年 11 月 24 日六诊:大便每日 2 次、质软,腹不痛,饮食可,睡眠佳。按四诊方去茵陈,加白芍 15g、杜仲 20g,7 剂,水煎服,每日 1 剂。

2007 年 12 月 11 日七诊:自觉见好,病情基本愈,血压:120/70mmHg。按六诊方继服 7 剂,水煎服,每日 1 剂。

按:本案患者亦以健脾利湿为主,佐以滋补肝肾、活血止血。纵观本病,皆以泻土湿而疏木郁,其热盛者,凉行其滞,其寒盛者,温行其结。令其脾燥肝升,凝结通达,瘀清腐扫,脂血调和,则痛坠全瘳,脓血弗下矣。

溃疡性结肠炎

案 穆某,38岁,男,2007年4月5日初诊。

主诉:大便带血和黏液10年余。症见:大便带血和黏液,偶有色黑,大便不成形,每日4~5次,少腹偶有疼痛感,脉沉弦,舌质暗红,苔薄白。血压:123/80mmHg。结肠镜示:①降结肠炎;②肛周炎。诊断:①溃疡性结肠炎;②胃炎;③胆囊炎。

处方:黄芪30g,山药30g,云茯苓30g,仙鹤草30g,椿根炭30g,白鲜皮炭30g,吴茱萸5g,木香10g,高良姜4g,淫羊藿20g,枸杞子20g,炒穿山甲10g,生龙骨30g,生牡蛎30g,炙甘草10g。

5剂,水煎分服,每日1剂。

2007年4月14日二诊:患者诉大便带血和黏液减少,大便次数减少,每日2次,便后肛门肿物脱出,伴有肛门下坠感,脉弦,舌质淡红,苔白腐。上方加党参30g、升麻15g、柴胡15g、枳壳15g、生姜3片,7剂,水煎分服,每日1剂。

2007年4月21日三诊:患者自诉大便带血和黏液明显减少,每日2次。脉弦,舌质红,苔薄白。按上方14剂,水煎分服,每日1剂。

按:本案患者为少阴、厥阴、太阴有寒,故以温中健脾、温阳补肾、补虚止泻为治则,以大剂量黄芪、山药补气健脾,并配以吴茱萸、高良姜驱散厥阴寒邪,加以淫羊藿、枸杞子温阳补肾,椿根炭、白鲜皮炭、生龙骨、生牡蛎收敛止血止泻。患者肛门下坠,伴便后肿物脱出,配以升麻升举阳气。

案 樊某,男,52岁,2007年4月17日初诊。

主诉:大便带血和黏液17年余。症见:大便带血和黏液,质稀,不成形,每日2次,排气多,伴有心慌,烦躁,眼涩,睡眠差,盗汗。泼尼松和中药灌肠,症状明显缓解,脉沉弦,舌质暗红,苔白腐。血压:150/100mmHg。乙状结肠镜示:糜烂性结肠炎。结肠镜示:溃疡性结肠炎。诊断:①溃疡性结肠炎;②胃炎;③胆囊炎。

处方:黄芪30g,丹参30g,紫苏叶30g,木贼15g,山药30g,云茯苓30g,仙鹤草30g,吴茱萸6g,夏枯草30g,金樱子20g,杜仲20g,木香10g,高良姜4g,儿茶6g,炙甘草10g。

7 剂,水煎分服,每日 1 剂。

案 崔某,男,37 岁,2007 年 5 月 24 日初诊。

主诉:腹泻 10 年,伴黏液脓血便 5 年。症见:大便每日 3~7 次,质稀,带黏液脓血,有下坠感,饮食辛辣或饮酒后大便每日 8~9 次,腰背酸痛,夜间尤重,高血压,心慌,纳可,脉结,舌质暗红,苔白腐。检查:中脘(+)、天枢(+)、胆明(+)。血压:125/85mmHg;结肠镜(2007 年 5 月 29 日)示:溃疡性结肠炎;粪便检验(2007 年 5 月 29 日)示:白细胞(++);结肠镜(2008 年 12 月 2 日)示:慢性直肠炎。诊断:①溃疡性结肠炎;②胃炎;③胆囊炎。

处方:黄芪 30g,党参 30g,仙鹤草 30g,山茱萸 30g,龙眼肉 10g(另包),山药 30g,云茯苓 30g,白术炭 30g,茜草炭 20g,乌梅 30g,荆芥炭 30g,生龙骨 30g,生牡蛎 30g,甘草 10g。

4 剂,水煎分服,每日 1 剂。

2007 年 6 月 2 日二诊:服上药后大便通畅,每日 3~5 次,大便带血减少约 1/2,有时痢疾,黏液多,脉弦,苔薄白。上方加苦参 20g、槟榔 15g,7 剂,水煎分服,每日 1 剂。

2007 年 6 月 16 日三诊:服上药前 2 剂后大便每日 4 次,质稀,腹痛,从第三天开始腹泻,大便每日 5 次,早上腹泻 3 次,中午 1 次,下午 1 次,质稠,带黏液和血,脉弦,舌淡红,苔薄白。

处方:黄芪 30g,党参 30g,白术炭 30g,山药 30g,云茯苓 30g,枳壳 15g,仙鹤草 30g,石榴皮 20g,野菊花 30g,乌梅 20g,炒山楂 30g,槟榔 15g,生姜 6 片。

7 剂,水煎分服,每日 1 剂。

2007 年 6 月 23 日四诊:大便每日 4~6 次,多在早上 6 点后,偶有大便带血,口苦,口干,有时腹痛,脉弦,舌质淡红,苔薄黄。上方加苦参 20g、栀子 10g、桂枝 10g,7 剂,水煎分服,每日 1 剂。

2007 年 6 月 30 日五诊:大便每日 1 次,偶有因饮食不当大便每日 4 次,腹痛症状消失,腰部偶有酸痛,口苦,口干,脉有力,舌质淡红,苔薄黄。上方加蒲公英 20g,7 剂,水煎分服,每日 1 剂。

2010 年 4 月 10 日六诊:一直以来服药效果很好,大便成形,质稀,有时干结,每日 1~2 次,近有黏液脓血便,腹时痛,腹胀,脉弦,舌质暗红,苔薄白。血压:135/80mmHg。

处方:黄芪 30g,党参 30g,炒白术 15g,大腹皮 15g,山药 30g,云茯苓 30g,仙鹤草 30g,白及 15g,瓦楞子 30g,鸡内金 15g,柴胡 15g,炙甘草 10g,生姜 3 片。

7 剂,水煎分服,每日 1 剂。

2012 年 1 月 7 日七诊:患者上次服药后大便每日 1 次,成形,腹痛症状消失,近来因暴饮暴食腹痛,大便带血,每日 3 次,黏液脓血增多,大便每日 4 次,带黏液脓血,左少腹时痛,易患感冒。

处方:黄芪30g,党参30g,炒白术15g,山药30g,仙鹤草30g,瓦楞子30g,地榆20g,败酱草15g,云茯苓30g,薏苡仁30g,肉桂2g,高良姜4g,吴茱萸3g,豨莶草20g,炙甘草10g,生姜 3 片。

10 剂,水煎分服,每日 1 剂。

2014 年 3 月 22 日八诊:近来少腹胀,有下坠感,大便每日 1～2 次,无黏液脓血,脉弦,舌质暗红,苔白厚。

处方:黄芪30g,黄芩10g,柴胡15g,野菊花30g,川芎10g,麦冬15g,五味子10g,炒白术20g,炒山药30g,云茯苓30g,莪术10g,三棱10g,白及10g,生甘草10g。

6 剂,水煎分服,每日 1 剂。

按:本案患者多为心阴血不足,因脾胃为生血之源,故治疗以健脾止泻、滋养心阴为原则。在健脾止泻的基础上加以滋养心阴方药,方中山茱萸、龙眼肉滋养心阴。并随证加减,石榴皮、乌梅收敛止泻;仙鹤草、白及收敛止血;地榆、败酱草清热止痢;肉桂、高良姜、吴茱萸、豨莶草温中止痛;莪术、三棱破血消瘀。

案 谢某,女,25 岁,2007 年 4 月 28 日初诊。

主诉:腹泻伴便血 3 年。症见:大便每日 3～4 次,带血和脓液,质稀,腹痛,腹胀,有时睡时腹痛难以忍受而醒,醒后立即大便,左侧头痛,月经量少,脉沉有力,舌质暗红,苔薄白。检查:上腹叩击痛(+↑)、下腹正中叩击痛(+↑)、中脘(+)、脘1(+)、脘2(+)、胆明(+↑)。血压:100/75mmHg。直肠镜示:①溃疡性结肠炎;②直肠息肉。病理检查示:(直肠)幼年性息肉。诊断:①溃疡性结肠炎;②胃、十二指肠炎;③胆囊炎。

处方:黄芪30g,党参30g,白术炭20g,荆芥炭30g,仙鹤草30g,金银花30g,野菊花30g,乌梅炭30g,吴茱萸6g,木香10g,高良姜4g,石榴皮15g,儿茶6g,三七粉6g(另包),炙甘草10g。

12 剂,水煎分服,每日 1 剂。

2007 年 5 月 31 日二诊:患者 30 日于某医院直肠镜下行直肠息肉激光治疗。诊断:①直肠息肉 YAP 激光治疗(多发);②溃疡性直肠炎(活动期)。患者诉服上药后出血减少80%,大便每日 3～4 次,有下坠感,脉弦,舌质淡红,苔白。上方去石榴皮,加诃子15g、瓦楞子30g、白及15g、蒲公英10g、熟地黄炭30g,4 剂,水煎分服,每日 1 剂。

2007 年 6 月 25 日三诊:大便每日 3～4 次,带脓血,月经量少,头痛,腹痛,脉弦,舌质淡红,苔薄黄。一诊方去石榴皮,加桂枝6g、蒲公英15g、夜交藤15g、川芎15g,9剂,水煎分服,每日1剂。

2007年7月28日四诊:大便每日2~4次,早上大便成形,中午大便质稍稀,带有脓血,多梦,月经提前3天,白带多,尿频,脉微数,舌质暗红,苔薄白。

处方:金银花30g,野菊花20g,黄芪30g,党参30g,白术炭20g,仙鹤草30g,苦参30g,乌梅炭30g,川芎15g,羌活15g,吴茱萸6g,木香10g,高良姜4g,儿茶6g,三七粉6g(另包),炙甘草10g,鸡内金15g。

10剂,水煎分服,每日1剂。

按:本案患者青年女性,以"腹泻伴便血3年"为主诉,以腹痛、腹泻、带血和脓液为主要症状,故治疗上以理气健脾、散寒止痛、收敛止血为治则。患者又行息肉切除术,术后给予患者收敛止血之诃子、白及等促进创面的愈合;三诊患者诉头痛,给予桂枝、川芎通络活血止痛,后患者诉各症状明显缓解,继续给予辨证加减方药续服。

案 赵某,女,55岁,2009年11月19日初诊。

主诉:便血4年余,加重1个月。症见:排便时先排出部分血,后排大便仍带血,色鲜红或暗红,矢气时带血,便意频繁,每日6~18次,便前腹胀,便时腹痛,出汗,乏力,便后肛门坠胀稍痛,心慌,头晕,纳眠可。脉数,舌质暗红,苔薄白。持续服用激素药9月余。检查:结肠镜(2005年2月18日)示:溃疡性结肠炎(活动期);结肠镜(2007年2月2日)示:溃疡性结肠炎;病理诊断:结肠慢性炎;结肠镜(2008年10月22日)示:溃疡性结肠炎;病理报告示:溃疡性结肠炎;镜下:(横结肠)黏膜重度慢性炎伴充血水肿;消化内镜(2009年2月19日)示:慢性非特异性溃疡性结肠炎(活动期,重度,回盲瓣,横结肠,乙状结肠,直肠);检查:上腹正中有一条索状物,叩击痛,上脘(+)。诊断:①溃疡性结肠炎;②胃炎。

处方:黄芪30g,党参30g,炒白术15g,山药30g,云茯苓30g,仙鹤草30g,金银花30g,大青叶15g,藿香15g,天麻15g,川芎10g,白芍25g,葛根20g,三七粉3g(另包),麦冬30g,玉竹20g,生山楂20g,生甘草10g。

5剂,水煎分服,每日1剂。

2009年11月24日二诊:患者服上药后大便每日6次,出血量减少1/2,便前腹痛,排便不畅,腹胀肠鸣,矢气多,前额头疼,多梦,眠差,脉洪大,舌质暗红,苔白。按上方加黄芩炭30g,7剂,水煎分服,每日1剂。

2009年12月1日三诊:大便每日7~8次,走路劳累后便血多,大便成形,便后腹痛减轻,每次大便时则头痛发麻,腹胀,肠鸣,矢气多,嗳气,肛门糜烂减轻,激素减至每日1片,脉弦,舌质暗红,苔薄白。按一诊方加海螵蛸30g、茜草15g、石榴皮15g,7剂,水煎分服,每日1剂。

2009 年 12 月 10 日四诊:大便带血和黏液,有时仅为血水,每日 20 次,便前肠鸣、腹痛,有大便失禁症状,嗳气,脉弦,舌质暗红,苔白腐。按一诊方去川芎、三七粉,加败酱草 20g、白头翁 15g、秦皮 15g,7 剂,水煎分服,每日 1 剂。

2009 年 12 月 17 日五诊:停激素 3 天,3 天前大便每日 30 次,停激素 2 天后大便每日 15 次,排便时带大量血,有时呈紫黑色,有时带有黏液,便前腹胀、腹痛,便后缓解,饮食可,饭后腹胀,咽痛,咳嗽,脉弱,舌质暗红,苔白。按上方 7 剂,水煎分服,每日 1 剂。

2009 年 12 月 24 日六诊:现大便每日 15 次,12 月 23 日未服药,喝排骨汤后出血增多,约 10ml,肠鸣出血,嗳气,右上腹疼痛,头痛发麻等症状缓解,脉弦,舌质暗红,苔白。

处方:黄芪 30g,党参 30g,炒白术 15g,山药 30g,云茯苓 30g,仙鹤草 30g,防风 15g,金樱子 20g,乌梅 20g,石榴皮 25g,高良姜 5g,鹿角霜 20g,瓦楞子 30g,海螵蛸 30g,豨莶草 15g,茜草 15g,花蕊石 30g,赤石脂 30g,荆芥炭 30g,生姜 3 片,炙甘草 15g。

7 剂,水煎分服,每日 1 剂。

2009 年 12 月 31 日七诊:大便每日 11~12 次,质稀,便血,腹胀,体温:37.5℃。脉弦,舌质暗红,苔白。

处方 1:黄芪 30g,苦参 20g,山药 30g,云茯苓 30g,羌活 15g,防风 15g,豨莶草 20g,茜草 15g,益母草 30g,乌梅 20g,五倍子 15g,赤石脂 30g,海螵蛸 30g,瓦楞子 30g,白矾 5g,炙甘草 10g。

7 剂,水煎分服,每日 1 剂。

处方 2:鹿角霜 15g,海马 10g,紫河车 15g,三七粉 10g,白矾 10g。

共为细末,每日 3 次,每次 2g,口服。

2010 年 1 月 9 日八诊:患者大便每日 14~15 次,成形,没有出现便后肛门坠胀等,自觉出血量减少 1/3,但腹胀则易出血。按处方 1 加僵蚕 20g、青蒿 20g、葛根 15g、金银花炭 30g、柴胡 15g、吴茱萸 3g,7 剂,水煎分服,每日 1 剂。另外用处方 2,1 剂。

2010 年 1 月 16 日九诊:体温降至 37.1℃,大便每日 10~11 次,不干,腹胀,有排便不净感,饮食可,浑身有力,但因饮食不注意,1 月 15 日大便成水样,肛门灼热。

处方 1:黄芪 30g,党参 30g,苦参 30g,炒白术 15g,山药 30g,云茯苓 30g,仙鹤草 30g,防风 15g,羌活 15g,鹿角霜 20g,瓦楞子 30g,海螵蛸 30g,柴胡 15g,青蒿 20g,僵蚕 20g,葛根 15g,金银花炭 30g,赤石脂 30g。

7 剂,水煎分服,每日 1 剂。

处方2：海马20g，紫河车30g，三七粉20g，白矾15g，鹿角霜30g。

共为细末，每日3次，每次3g，口服。

按：在中医古籍文献中，本病归属于"泄泻、腹泻、便血、肠风、痢疾、休息痢、滞下、脏毒、肠澼、大瘕泄"等。但在近年来出现的国家标准《中医临床诊疗术语》的病名定义中，本病的中医病名是"大瘕泄"。本病病位在肠，与肝、脾、胃、肠等脏腑有关。初起多因情志不畅，肝气郁结，犯及脾胃；或因饮食不节，过食肥甘，或因湿热之体复饮食生冷以致脾胃损伤，导致脾失健运，清浊不分；或因感受暑湿热毒之邪，从而湿热毒邪内蕴，下迫肠道，气血凝滞，壅而化脓；出血日久，亦必耗血伤阴。久病入络，可致瘀血内阻；病久脾肾阳虚，清阳不升而中气下陷，温运无力而胃关不固。发病早期与脾胃、肠有关，后期涉及肾。因此本病以脾胃虚弱为本虚，以湿热蕴结、瘀血阻滞、痰湿停滞为标实的本虚标实病。方中重用黄芪、党参、炒白术、山药、茯苓以温补脾胃，鹿角霜、紫河车、海马等血肉有情之品补气、养血、温肾助阳，佐以三七、黄芩炭、茜草止血，瓦楞子、海螵蛸、赤石脂、吴茱萸等涩肠止泻，诸药合用，患者泻止，血停，排便正常。

案 黄某，女，32岁，2006年8月22日初诊。

主诉：大便脓血8个月。大便每日2~3次，时带黏液，不成形，伴便前腹胀腹痛，排便后缓解，大便时有泡沫，肛门有下坠感，畏冷，心情忧郁，失眠，心烦，手心感热，伴体重减轻5kg，脉微数，舌质暗，苔白厚滑。诊断：①溃疡性结肠炎；②胃下垂；③胆囊炎。

处方：黄芪30g，党参30g，仙鹤草30g，山药30g，云茯苓30g，墨旱莲30g，鸡血藤30g，苦参20g，柴胡10g，升麻15g，枳壳15g，金樱子20g，炙甘草10g，荆芥炭30g，吴茱萸5g，高良姜4g，艾叶10g。

7剂，水煎分服，每日1剂。

2006年9月19日二诊：患者大便每日1次，成形，睡眠可，腹痛消失，肛内症状消失，脉弦，舌质暗红，苔白腐。因感冒致便稀，3天后大便成形，现有干燥。上方去金樱子，加麦冬15g，9剂，水煎分服，每日1剂。

2006年11月11日三诊：患者大便每日2次，肛门胀，不见血，睡梦多，脉有力，舌暗红，苔白。上方去枳壳、荆芥炭，加木香10g、野菊花30g、桂枝6g，15剂，水煎分服，每日1剂。

2007年2月17日四诊：大便3日不成形，2日未解，脉弦，舌质暗红，苔黄，咽痛。

处方：黄芪30g，党参30g，仙鹤草30g，山药30g，云茯苓30g，女贞子20g，金樱子20g，乌梅炭30g，吴茱萸4g，木香10g，高良姜4g，生龙骨30g，生牡蛎30g，野菊花30g，荆芥炭30g，乌药15g，连翘15g，炙甘草10g，诃子10g。

10剂,水煎分服,每日1剂。

2007年5月12日五诊:患者平时大便每日1次,均成形,伴体重增加1kg。脉有力,舌质紫暗,苔白。上方去荆芥炭、诃子,25剂,水煎分服,每日1剂。

按:本案治疗方案体现出调气行血以止痢的思路,在健脾益气的基础上配以鸡血藤活血化瘀,柴胡、枳壳调理中焦气机,升麻升举阳气以止泻,高良姜、吴茱萸散寒止痛。服后患者大便成形,睡眠可,腹痛消失。

案 李某,女,37岁,2006年6月17日初诊。

主诉:腹痛3年,便血1年余。症见:大便带血,每日1次,左少腹时痛,夜间头晕,脉弦,舌质暗红,苔薄白。诊断:①溃疡性结肠炎(轻度、活动期);②胃炎;③胆囊炎。

处方:黄芪30g,太子参30g,山药30g,云茯苓30g,仙鹤草30g,荆芥炭30g,乌梅20g,金樱子20g,蒲公英15g,吴茱萸4g,木香10g,滑石10g,高良姜4g,金银花20g,炙甘草10g,茵陈20g。

3剂,水煎分服,每日1剂。

2006年6月22日二诊:服上药后前2天症状缓解,出血减少,第三天大便不带血,少腹啄痛,脉弦,舌质暗红,苔白腐。

处方:黄芪30g,太子参30g,山药30g,云茯苓30g,仙鹤草30g,荆芥炭30g,乌梅20g,金樱子20g,蒲公英15g,吴茱萸4g,木香10g,滑石10g,高良姜4g,金银花20g,炙甘草10g,茵陈20g,徐长卿15g,三七粉5g(另包)。

7剂,水煎分服,每日1剂。

2006年7月1日三诊:服上药后便血明显减少,大便每日1次,少腹时痛,偶有上腹痛,乏力,脉弦,舌质淡红,苔白。

处方:黄芪30g,太子参30g,山药30g,云茯苓30g,仙鹤草30g,荆芥炭30g,乌梅20g,金樱子20g,蒲公英15g,吴茱萸4g,木香10g,滑石10g,高良姜4g,金银花20g,炙甘草10g,茵陈20g,徐长卿15g,三七粉5g(另包),石榴皮15g。

7剂,水煎分服,每日1剂。

2006年7月22日四诊:服上药后患者便秘、腹泻交替发作,大便每日3次。曾有1次便血,约5ml,滴血,伴有黏液,仍觉乏力,脉弦,舌质淡红,苔白。

处方:黄芪30g,太子参30g,山药30g,云茯苓30g,地榆炭30g,血余炭30g,棕榈炭30g,藕节30g,三七粉5g(另包),生龙骨30g,生牡蛎30g,乌梅炭30g,吴茱萸5g,木香10g,生贯众30g,白及15g,炙甘草10g。

5剂,水煎分服,每日1剂。

2006年7月29日五诊:服上药后大便每日1次,均无便血,腹部疼痛感消失。曾有1次便血,约5ml,滴血,伴有黏液,仍觉乏力,脉弦,舌质淡红,苔白。

处方：黄芪30g，太子参30g，山药30g，云茯苓30g，地榆炭30g，血余炭30g，棕榈炭30g，藕节30g，三七粉5g(另包)，生龙骨30g，生牡蛎30g，乌梅炭30g，吴茱萸5g，木香10g，生贯众30g，白及15g，炙甘草10g。

7剂，水煎分服，每日1剂。

按：本案患者中青年女性，腹痛便血，血液不行脉道，伴少腹疼痛，头晕，多为脾气虚弱，厥阴有寒，故以健脾益气、补虚止血、散寒止痛为治则，方中黄芪、太子参、山药、云茯苓均能补益脾气，仙鹤草、荆芥炭均能止血，仙鹤草还有补虚之功，共奏其效，方中吴茱萸、高良姜均能温中散寒止痛。服后出血明显减轻，但少腹啄痛，多为瘀血所致，故加三七粉，既能活血，又能止血。五诊时腹痛便血均明显减轻，并继续给予中药口服，以巩固疗效。

案 汪某，男，54岁，2011年11月17日初诊。

主诉：脓血便3年余。症见：大便每日1次，带黏液脓血，自觉肛门部疼痛，左少腹疼痛，生气则腹胀，呃逆，矢气多，脱发，右手尺部脉沉弱，舌质暗红，苔白腐。结肠镜(2009年5月27日)示：溃疡性直肠炎；消化内镜(2010年12月3日)示：所见结肠未见明显异常；双源CT示：①慢性结肠炎；②左半结肠冗长。检查：发稀，上腹正中有一条索状物，叩击伴左少腹痛。中脘(+)、降输(+)、胆明(+)。诊断：①溃疡性结肠炎(心血不足证)；②胃炎；③胆囊炎。

处方：黄芪30g，党参30g，炒白术15g，山药30g，仙鹤草30g，高良姜5g，吴茱萸5g，生龙骨30g，生牡蛎30g，白及15g，灵芝15g，炙甘草10g。

10剂，水煎分服，每日1剂。

2011年12月6日二诊：左少腹不痛，大便每日1次，无血，脉有力，舌质暗红，苔白腐。按上方加豨莶草20g，10剂，水煎分服，每日1剂。

2011年12月20日三诊：大便带血，呈水样，头发生长，原秃顶，大便每日1次，易怒，脉弦，舌质暗红，苔薄白腐。按一诊方加豨莶草10g、皂角刺15g，10剂，水煎分服，每日1剂。

2012年2月10日四诊：大便成形，每日1次，有黏液和血，脐部左侧疼痛，矢气减少，痰多。按一诊方加瓦楞子30g、海螵蛸30g、三七粉3g(另包)、鹿角霜15g，15剂，水煎分服，每日1剂。

2012年3月3日五诊：服上药后头发生长，白发变黑，大便带血，每日1次，脉弦，舌质暗红，苔白腐。

处方：黄芪30g，丹参30g，炒白术15g，山药30g，三七粉4g(另包)，佛手20g，西洋参10g(另包)，熟地黄炭30g，白芍15g，阿胶10g(另包)，海螵蛸30g，血余炭30g，干姜炭20g，墨旱莲30g，藕节30g，炙甘草30g，炙鳖甲20g，天麻15g，乌梅20g。

15 剂,水煎分服,每日 1 剂。

2012 年 4 月 7 日六诊:现大便偶有带血,血量减少 2/3,每日 1 次,成形,头发生长较前明显增多。按上方去天麻、乌梅,加熟何首乌 15g、白及 15g,17 剂,水煎分服,每日 1 剂。

按:本案患者大便稀溏,带有脓血,欲治此症,每先健脾涩肠止泻,继以活血补血。故先投健脾复肠饮加减,后与活血化瘀、滋养精血之剂,兼有凉血之用。共使瘀去,血止,精养,发生。

案 侯某,女,57 岁,2012 年 1 月 31 日初诊。

主诉:大便次数增多 2 年余。症见:大便次数增多,每日 13~16 次,质稀,带血和黏液,身热,体温 37.6~38.5℃,口苦,汗出,畏寒怕冷,眼睑浮肿,下肢浮肿,皮肤痒,食欲差,脉沉弱无力,舌质淡白,苔白厚腐。检查:形体消瘦,面色发黄,眼睑浮肿,下肢浮肿,按之凹陷,上腹正中有一条索状物,叩击全腹呈鼓音。中脘(+)、天枢左(+)、膻中(+ ↑)。诊断:①溃疡性结肠炎(全结肠)(脾肾阳虚证);②胃炎;③胆囊炎。

处方:黄芪 30g,红参 10g(另包),炒白术 15g,山药 30g,云茯苓 30g,薏苡仁 20g,吴茱萸 3g,高良姜 4g,乌梅 15g,石榴皮 15g,鹿角霜 20g,补骨脂 15g,炙甘草 10g。

7 剂,水煎分服,每日 1 剂。

2012 年 2 月 11 日二诊:大便每日 15 次,带血和黏液,但血量减少约 1/2,黏液减少约 1/2,排气多,侧卧位睡眠则便出,出汗减少,原来盗汗夜间须换衣服 2~3 次,现不用换衣,胃脘部疼痛不适,恶寒怕冷。脉沉细,舌质暗红,苔黄厚。按上方加制附子 3g(先煎)、肉桂 2g,7 剂,水煎分服,每日 1 剂。

2012 年 2 月 18 日三诊:大便次数减少,每日 5~6 次,成形,脓血减少 1/4,体温降至 36.3℃,夜间排气多,脉沉弱,舌质暗红,苔黄腻。按上方加生龙骨 20g、生牡蛎 20g、桂枝 10g、制附片 3g、肉桂 2g,7 剂,水煎分服,每日 1 剂。

2012 年 2 月 27 日四诊:患者于 2 月 21 日做结肠镜示:溃疡性结肠炎(全结肠)。患者现大便每日 10 次,出血减少,口唇干燥,舌糜烂,饮食可。脉弦,舌质暗红,苔白。按一诊方加炙鳖甲 20g(另包)、青蒿 15g、金银花 20g,7 剂,水煎分服,每日 1 剂。

药后大便每日 1~2 次,质软成形,无黏液血便。

按:脾主运化水谷,依于脾气及脾阴脾阳的协同作用,但也有赖于肾气及肾阴肾阳的资助和促进,患者长期脾胃虚弱,久病及肾,肾虚火不暖脾,脾肾阳虚,致脾纳受水谷、运化精微无力,聚水成湿,积谷为滞,湿滞内生,清浊不分,混杂而下,故成泄泻,又气虚失于固摄,精液外泄则自汗,日久阴气也虚。《素问·阴阳应象大论》曰："清气在下,则生飧泄。"故用四君子汤合四神丸、补阳还五汤温肾健脾,固涩止泻,方中不用固表止汗之药,却奏汗止之效,乃健脾温肾之故。后期加以炙鳖甲、青蒿滋阴潜阳,清透止泻。

案 寇某,女,21 岁,2006 年 6 月 29 日初诊。

主诉:腹泻、腹痛、腹胀 4 年。初因饮食不当致腹泻,每日 4~5 次,有黏液血便,伴腹痛、腹泻、腹胀,结肠镜示:①糜烂性直肠炎;②慢性结肠炎。大便每日 2 次,质稀,脉弦,舌质暗红,苔白。诊断:溃疡性结肠炎。

处方:黄芪 30g,党参 30g,仙鹤草 30g,山药 30g,云茯苓 30g,乌药 15g,延胡索 15g,吴茱萸 4g,木香 10g,高良姜 3g,金樱子 15g,儿茶 6g,石榴皮 15g,艾叶 10g,甘草 10g。

4 剂,水煎分服,每日 1 剂。

2006 年 7 月 5 日二诊:大便每日 2 次,脐下腹痛、腹胀,未见便血和黏液,饮食不佳,脉有力,舌质暗红,苔白。守一诊方加香附 15g、川楝子 10g,5 剂,水煎分服,每日 1 剂。

2006 年 7 月 12 日三诊:大便每日 3~4 次,无便血,腹痛,干呕,乏力,呃逆 4 天,流鼻涕,咽干痒,咳嗽,脉数,舌质淡红,苔白。

处方:黄芪 30g,防风 10g,苦参 20g,羌活 15g,川芎 15g,生贯众 30g,板蓝根 30g,仙鹤草 30g,益母草 20g,吴茱萸 5g,木香 10g,荆芥炭 30g,生龙骨 30g,生牡蛎 30g,女贞子 20g,云茯苓 30g,车前子 15g(包煎),甘草 10g。

5 剂,水煎分服,每日 1 剂。

2006 年 7 月 17 日四诊:大便自 16 日始每 2 日 1 次,量少,稍下坠,饭后腹痛。脉弦,舌质暗红,苔稍白。守三诊方 10 剂,水煎分服,每日 1 剂。

2006 年 8 月 1 日五诊:大便每日 1~2 次,便质软,成形,饭后腹痛稍减,纳可,脉有力,舌质淡红,苔白。

处方:黄芪 30g,丹参 30g,炒白术 15g,熟地黄 10g,赤芍 15g,川芎 15g,金樱子 20g,山茱萸 25g,延胡索 15g,吴茱萸 4g,乌药 15g,木瓜 15g,云茯苓 30g,车前子 20g(包煎),赤石脂 20g,红参 10g(另煎),炙甘草 10g。

7 剂,水煎分服,每日 1 剂。

按:青年女性腹痛、腹胀、腹泻多年,给予患者益气健脾、理气止痛、收敛止泻中药,乌药、延胡索、木香、香附、川楝子均能理气止痛,配以吴茱萸、高良姜、艾叶等补益中下焦阳气,体现出《素问·生气通天论》"凡阴阳之要,阳密乃固",故能散寒止泻,服后大便有所改善。后因感受表证,侵袭中焦,腹泻加重,故以解表为要,配以收敛固涩的方药。四诊腹泻症状缓解,但见脉弦,故体内寒邪仍在,继续用三诊方散寒解表。

结肠炎伴结肠黑病变

案 周某,女,42 岁,2010 年 10 月 26 日初诊。

主诉:肛门下坠感伴腹部不适 2 年半。症见:肛门下坠感,腹部不适,乏力,不出汗,睡眠一般,食欲差,大便每日 1 次,脉弦,舌质暗红,苔白腐。结肠镜示:升结肠黏膜慢性炎;彩色 B 超示:肝、胆、脾、胰、肾未见异常;结肠镜(2010 年 8 月 5 日)示:结肠炎、结肠黑病变(轻度);上腹剑突下和脐上 3cm 处各有一条索状物,触痛,无叩击痛。患者长期服用番泻叶通便。诊断:①结肠炎;②结肠黑病变(轻度);③胃炎。

处方:黄芪 30g,党参 30g,炒白术 15g,山药 30g,云茯苓 30g,仙鹤草 30g,鸡内金 10g,焦麦芽、焦山楂、焦神曲各 10g,生甘草 10g,高良姜 6g,吴茱萸 3g。

7 剂,水煎分服,每日 1 剂。

2010 年 12 月 9 日二诊:肛门下坠感明显,大便每日 1 次,偶 2 次,有时干,腹部不适,脉弦,舌质暗红,苔白滑。按上方加莲子 15g,7 剂,水煎分服,每日 1 剂。

2010 年 12 月 14 日三诊:肛门下坠感,腹部(少腹和胃脘部)不适,大便每日 1 次,有黏液,妇科有炎症,白带量少,有时月经每月 2 次。按一诊方加肉桂 3g、生龙骨 30g、生牡蛎 30g,7 剂,水煎分服,每日 1 剂。

2010 年 12 月 14 日四诊:肛门部下坠感缓解,腹部不适,大便每日 1 次,未见出血,食欲渐增,脉弦,舌质暗红,苔白腐。按一诊方加羌活 15g、防风 15g、板蓝根 30g、金樱子 15g,7 剂,水煎分服,每日 1 剂。

2011 年 1 月 6 日五诊:因饮食不当致大便日 3 次,带血,腹不痛,脉弦,舌质暗红,苔白腐。按一诊方加藿香 10g、石榴皮 15g,7 剂,水煎分服,每日 1 剂。

2011 年 1 月 13 日六诊:大便每日 2 次,偶有每日 4 次,带血,血量少,腹痛,脉弦,舌质暗红,苔薄白。按一诊方加乌梅 20g、金樱子 15g、石榴皮 20g、生龙骨 30g、生牡蛎 30g,7 剂,水煎分服,每日 1 剂。

2011 年 3 月 10 日七诊:肛门部下坠感缓解,少腹不适,扁桃体Ⅱ度肿大,咽部疼痛,大便每日 1 次,饮食困难,头痛,脉微数,舌质暗红,苔白。

处方:金银花 30g,连翘 15g,蒲公英 30g,紫花地丁 15g,皂角刺 15g,生地黄 15g,麦冬 15g,牡丹皮 15g,白芍 15g,七叶一枝花 15g,板蓝根 30g,薄荷 10g,山药

25g,云茯苓 30g,生甘草 10g。

7剂,水煎分服,每日1剂。

2011年4月14日八诊:咽部疼痛减轻,大便每日1次,质软,成形,下坠感消失,脉有力,舌质红,苔薄白。按上方继服7剂,水煎服,每日1剂。

按:本病为典型的泻剂结肠,长期服用番泻叶等蒽醌类泻药,导致结肠黏膜炎症改变,结肠黏膜色素沉着,故而形成结肠炎合并结肠黑病变。本病在祖国医学归属于如"泄泻、腹泻、脏毒、肠澼、大瘕泄"等范畴。本病的发生多因先天禀赋不足,脾胃虚弱,运化无权,水谷不化,清浊不分,气血生化乏源,气血两虚,可见乏力倦怠;湿热蕴结,熏蒸肠道,脉络受损,气血瘀滞,瘀血浊气下行,故而下坠。王老师在治疗中首选四君子汤加黄芪、山药、焦山楂、焦神曲、焦麦芽,调补脾胃虚弱,益气健脾;仙鹤草具有收敛止血,解毒疗疮之功效,实验证明仙鹤草的对大肠杆菌、金黄色葡萄球菌等均有抑制作用,全草水提取物及水-醇提取物,对芥子油或葡萄球菌感染引起的家兔结膜炎,均有消炎作用;高良姜,吴茱萸温补脾胃;在佐以乌梅、金樱子、石榴皮涩肠止泻。因此本病以脾胃虚弱为本,湿热蕴结为标,故治疗以补气健脾为基本治则,诸药相配,脾胃调和,运化有度,湿邪自除,自然泻止坠消。

结肠息肉

案 方某,男,43岁,2010年3月18日初诊。

主诉:间断腹痛7年余。症见:7年来间断出现腹痛,左少腹坠胀,大便每日1~2次,便质稀,无便血。3年前曾在某医院检查结肠镜并在镜下行切除术,检查(2007年8月9日)示:升结肠息肉切除6个后;病理检查示:(升结肠)符合"多发性炎性息肉"伴出血;2年前在某医院再次行结肠镜(2008年6月14日)示:结肠多发息肉,并再次在结肠镜下息肉摘除;现患者腹痛症状仍不缓解,怕冷,遇凉后加重,口臭,乏力,面色萎黄。检查:上腹正中有一条索状物,叩击伴左少腹痛。中脘(+)、左天枢(+)。脉弦,舌质红,苔黄。诊断:结肠多发息肉。

处方:黄芪 30g,党参 30g,炒白术 15g,山药 30g,云茯苓 30g,乌梅 20g,僵蚕 20g,生牡蛎 30g,炒山楂 15g,高良姜 5g,炙甘草 10g。

13剂,水煎分服,每日1剂。

2010年4月6日二诊：服上药后大便每日1~2次，大便成形，排便后腹部坠胀感消失，仍怕冷，乏力，脉弦，舌红，苔黄。守上方加肉桂10g、鹿角霜25g、禹余粮15g，10剂，水煎分服，每日1剂。

2010年4月17日三诊：患者腹痛腹坠症状明显缓解，大便每日1次，质软成形，口臭消失，睡眠可，纳食一般，怕冷减轻，患者检查双源CT示：①直肠肠壁局限性略增厚；②乙状结肠、降结肠远端、横结肠近中段肠壁增厚，局部肠腔明显变窄；考虑慢性结肠炎可能；③升结肠多发息肉。结肠镜示：结肠多发息肉，并行息肉切除术，治疗守原方加皂角刺15g、白及10g、生牡蛎30g，15剂，水煎分服，每日1剂。

2010年5月10日四诊：患者腹痛缓解，大便每日1~2次，便质软，排出通畅，口臭见好，未诉有乏力等不适，脉弦，舌红，苔白。患者症状消失，给予补脾益肠丸、益寿胶囊各巩固治疗，患者于2011年3月18日再次检查结肠镜，未发现息肉，结肠黏膜未见异常。

按：结肠息肉是结肠黏膜表面突出到肠腔的息肉状病变，中医认为多是湿热下注，蕴结大肠，气血瘀阻，运行不畅，结而为息肉。笔者认为本病的病因病机是以脾胃虚弱为本，痰瘀互结为标，病理因素主要为痰，且与气滞、血瘀、湿盛相兼为病，病变部位主要在肠胃，涉及肝脾，结肠息肉结肠镜下切除，可以切除瘤体，而患者脾胃气虚，痰瘀互结之本未除，故患者3年来息肉反复发作，多次切除后而复发，结合本病给予益气健脾，化痰散瘀治疗，取得良好疗效。

案 刘某，男，65岁，2007年3月15日初诊。

主诉：大便不成形33年余，间断性右下腹疼痛2个月。自诉1974年行"盆腔脓肿引流术"后出现肠粘连，平素饮食生冷后易腹泻，每日6~7次，现大便不成形，每日2次，间断性右下腹疼痛，口时干，脉弦，舌质暗红，苔薄白。结肠镜示：结肠息肉。诊断：结肠息肉。

处方：黄芪30g，丹参30g，泽兰20g，乌梅20g，桑寄生30g，金樱子20g，五味子15g，延胡索15g，野菊花20g，僵蚕20g，桂枝6g，高良姜4g，吴茱萸5g。

5剂，水煎分服，每日1剂。

患者大便次数减少，腹痛减轻，自诉服药后可进食冷食，舌质红，苔薄白，脉弦。继续服用原方治疗2个月，症状缓解，大便每日1次，成形，无便血，无腹痛，患者拒绝复查结肠镜。

按：患者大便不成形，伴腹痛，平素饮食生冷后易腹泻，脉弦，此为少阴、厥阴、太阴有寒，故以温中健脾、散寒止痛为治则，以大剂量黄芪理气健脾，并配以乌梅、桂枝、高良姜、吴茱萸散寒止痛，加以丹参、僵蚕活血化瘀，金樱子、五味子收敛止泻，共奏其效。

结肠癌术后

案 尹某,女,60岁,2010年7月1日初诊。

主诉:结肠癌术后20天,上腹部隐痛、胀满1周。症见:患者20天前因"乙状结肠癌"在郑州某医院行手术治疗,术后病理示:结肠中分化腺癌,浸润肠壁全层至外膜,肠系膜淋巴结癌转移(5/12)。一周前患者出现上腹部隐痛、胀满,进食半流质饮食,进食后腹胀、腹痛明显加重,食欲不振,乏力,眠差,入睡困难,大便每日2~3次,质软,无血和黏液,时有头晕、心慌,脉弦无力微数,舌质暗红,苔白腐。检查:形体消瘦,下腹可见一长约13cm的腹部切口,愈合良好,剑突下正中有一条索状物,触痛,左天枢触压痛,向下腹放射,胆明(+);血压:115/70mmHg。诊断:①结肠癌术后;②胃痞;③胆囊炎。

处方:黄芪30g,党参30g,炒白术15g,山药30g,云茯苓30g,三棱10g,莪术10g,灵芝15g,生牡蛎30g,鸡内金15g,白花蛇舌草15g,高良姜5g。

2剂,水煎服,每日1剂。

2010年7月3日二诊:患者诉服上药后腹痛、腹胀减轻,入睡困难,醒后难以入睡,右胁部隐痛不适,半流质饮食,大便每日1次,脉弱,舌质暗红,苔白腐但舌苔变薄。患者按FolFox4方案于今日开始第一周期化疗。

处方1:按上方加薏苡仁30g,枸杞子20g,神曲10g,麦芽10g,3剂,水煎服,每日1剂。

处方2:西洋参30g,每次5g,每日2次 水煎温服。

2010年7月6日三诊:现患者第一次化疗(7月3~6日)结束,无腹痛,化疗期间出现恶心、呕吐,无食欲,大便每日2次,脉弦,舌质暗红,苔黄厚腻。按一诊方加紫草15g,补骨脂15g,焦麦芽、焦山楂、焦神曲各15g,竹茹15g,生姜3片,7剂,水煎服,每日1剂。

2010年7月14日四诊:现服中药后食欲渐增,睡眠可,大便成形,每日1~2次,便质软,体重增加2kg,脉弦,舌质暗,苔白厚。按7月6日方紫草改为20g,10剂,水煎服,每日1剂。

2010年7月25日五诊:患者第二次化疗(7月19~22日)结束,化疗期间无食欲,仍有恶心、呕吐,但较第一次化疗后明显好转,大便每日1~2次,脉弦,舌质暗红,苔白厚。按一诊方加补骨脂15g,焦麦芽、焦山楂、焦神曲各15g,竹茹15g,生姜3片,10剂,水煎服,每日1剂。

2010年8月4日六诊:患者仍感腹部饱撑感明显,咽喉部干痛,大便每日1~2次,成形,脉弦,舌质暗红,苔白厚。患者拟定于8月6日行第三次化疗。按五诊方加海螵蛸30g,7剂,水煎分服,每日1剂。

2010年8月12日七诊:患者化疗后仍胸闷,腹胀,不欲食,咽干痛痒,咽部有异物感明显,大便每日1~2次,成形,睡眠欠佳,脉弦,舌质暗红,苔白腻。按一诊方加焦麦芽、焦山楂、焦神曲各15g,竹茹15g,生姜3片,10剂,水煎分服,每日1剂。

2010年8月25日八诊:患者于8月22~24日第四次化疗,现化疗后患者仍有恶心、呕吐,胃部灼热,咽干,患者食欲未受影响,睡眠可,大便每日1次,质可,脉弦,舌质红,苔白腐。按七诊方加乌梅15g,10剂,水煎服,每日1剂。

2010年9月5日九诊:患者服用上药后,恶心、呕吐症状消失,仍有胃部灼热、胀痛,大便每日1次,脉弦,舌质暗红,苔白厚腻。按一诊方加玉竹15g、紫草15g、焦麦芽、焦山楂、焦神曲各15g,鸡内金15g、白及15g、陈皮10g,5剂,水煎服,每日1剂。

2010年9月11日十诊:患者9月6~8日行第五次化疗,化疗期间未出现明显呕吐,仍有恶心,食欲不佳,胃部灼热,脉弦,舌质暗红,苔白腻。按九诊方13剂,水煎分服,每日1剂。

2010年9月25日十一诊:现患者自觉消化不良,胃部灼热、胀痛,右上腹隐痛,睡眠欠佳,多梦,烦躁,脉弦,舌质淡红,苔白腐。按一诊方加柴胡10g、玉竹15g、紫草15g、补骨脂15g、红参10g(另包),7剂,水煎分服,每日1剂。

2010年10月4日十二诊:患者服药后,上述症状缓解,于9月29日至10月2日行第六次化疗,每次化疗结束服用中药后症状多明显改善,食欲渐增。患者受凉后出现左侧肢体麻木,疼痛,胸胁部发凉,脉弱,舌质淡红,苔白腻。按十一诊方加桂枝10g、桑枝30g,7剂,水煎分服,每日1剂。

2010年10月13日十三诊:患者仍感右上腹隐痛,下肢麻木发凉不适,大便每日2次,便质稀,带黏液,脉弦,舌质淡红,苔白腻。按一诊方加紫草15g、补骨脂15g、桂枝10g、海螵蛸30g,10剂,水煎分服,每日1剂。

2010年10月23日十四诊:患者于10月16~19日行第七次化疗,体重自服用中药来未曾下降,饮食可,上腹部隐痛较前明显缓解,下肢发凉缓解,大便每日1次,舌质暗红,苔白腐。按十三诊方加豨莶草15g、红参10g(另包),7剂,水煎分服,每日1剂。

按:本案患者为结肠癌术后,辨证为脾胃虚弱证,结肠癌属于中医肠瘤范畴,中医认为肠瘤的发生多因饮食不节、忧思抑郁、久泻久痢、劳倦体虚、感受外邪、湿毒蕴结等因素引起。加之五脏虚衰(尤以脾肾虚弱为主),正气不足,易受外邪,邪毒滞肠道,日久积聚成块,肿块阻塞肠道,排便艰难或粪便变细变形。古人早就认识到正虚是发病的条件,如《医宗必读》云:"积之成也,正气不足,而后邪气据之。"本病患者年高体虚,加之手术、化疗更加损伤正气,耗气伤阴,气血不足,因此辨证为脾胃虚弱证,治疗以补气健脾为主要治则。手术已把病灶切除,治疗应以整体治疗为主,顾护脾胃,同时对抗化疗后药物副作用。患者化疗周期内一直未有明显副作用,精神状态较好,体质明显增强。

溃疡性直肠炎

案 常某,男,22 岁,2008 年 10 月 16 日初诊。

主诉:左少腹疼痛伴黏液血便半年。症见:左少腹疼痛,大便每日 8~9 次,质稀,伴有黏液脓血,纳差,脉弦,舌质暗红,苔白腐。既往史:患者有乙型病毒性肝炎(乙肝)病史 5 年。检查:上腹正中有一 3cm×2cm 阳性反应物,叩击痛(+)。中脘(+↑)、脘 1(+↑)、脘 2(+↑)、右天枢(+)、胆明(+↑)。结肠镜(2008 年 10 月 20 日)、病理(2008 年 10 月 20 日)示:(直肠)黏膜重度慢性炎,伴糜烂及溃疡形成。诊断:①溃疡性直肠炎;②胃十二指肠炎;③胆囊炎。

处方:黄芪 30g,党参 30g,山药 30g,云茯苓 30g,蒲公英 15g,柴胡 15g,白芍 15g,徐长卿 15g,黄连 10g,高良姜 5g,吴茱萸 4g,生牡蛎 30g,钩藤 30g,延胡索 15g,三棱 10g,莪术 10g,炙甘草 10g。

5 剂,水煎分服,每日 1 剂。

2008 年 10 月 25 日二诊:腹痛缓解,大便每日 5 次,夜 1 次,大便所带脓血较前减少 2/3,食欲差,喜饮,脉弦,舌质暗红,苔白腐。

处方:黄芪 30g,党参 30g,炒白术 15g,山药 30g,灵芝 15g,禹余粮 15g,金樱子 20g,云茯苓 30g,乌药 15g,蒲公英 15g,高良姜 5g,桂枝 10g,生龙骨 30g,生牡蛎 30g,仙鹤草 30g,炙甘草 10g。

15 剂,水煎分服,每日 1 剂。

2008 年 11 月 15 日三诊:腹痛缓解,大便每日 1 次,脉有力,舌质暗红,苔白。按上方加肉豆蔻 10g(后下)、补骨脂 15g、骨碎补 15g、禹余粮 15g、全蝎 10g(久煎)、钩藤30g(后下),10剂,水煎分服,每日1剂。

药后无腹痛,未见黏液脓血,病愈。

按:治疗本病首先辨别虚实,先祛邪后扶正,一般来说,病属邪实盛则实,治当清热化湿解毒,以攻邪为主,病后期则正气亏虚,临床以脾肾阳虚为多,治当补脾温肾。该患者左少腹疼痛,大便每日8~9次,质稀,伴有黏液脓血,纳差,脉弦,舌质暗红,苔白腐。症状及舌脉表现为虚实夹杂证。故治疗上以黄芪、党参、山药、云茯苓、高良姜、吴茱萸健脾益气为本,佐以徐长卿、黄连清热利湿,延胡索、三棱、莪术理气解郁,活血化瘀。经过上述辨证调理后,以生龙骨、生牡蛎、禹余粮、金樱子涩肠止泻,生肌敛创,促进溃疡愈合,治标。临床体会清热与温肾药、理气药、祛瘀药配合组方则收效显著,而温肾药有温阳补肾益气之功效,有助于清热药发挥清热祛邪的作用,理气药有条畅气机,调和气血,改善局部微循环和消肿活血之功效,清热药亦借以发挥更大攻邪效力显著。

案 王某,男,29岁,2011年3月3日初诊。

主诉:便血10年余。症见:排少量血便,色鲜红,有时呈喷射状,大便每日2次,质不稀。脉弦,舌质暗红,苔薄白。结肠镜(2010年12月15日)示:溃疡性直肠炎。检查:上腹正中至脐上2cm有一条索状物,左少腹叩击呈鼓音。中脘(+)、左天枢(+)。诊断:①溃疡性直肠炎(辨证为脾虚血瘀证);②胃炎。

处方:黄芪30g,党参30g,炒白术15g,山药30g,云茯苓30g,乌梅15g,金樱子15g,炙甘草10g。

7剂,水煎分服,每日1剂。

2011年4月2日二诊:患者自诉服上药后入睡前肠鸣,大便每日1次,便细,成形,无黏液血便,脉弦,舌质暗红,苔薄白。按一诊方加柴胡15g、白头翁20g、皂角刺15g,10剂,水煎分服,每日1剂。

2011年5月28日三诊:患者诉近半个月因工作劳累、饮食不规律,发生便血1次,色鲜红,质稀,现大便每日1次,成形,背部时有疼痛,脉弦,舌质暗红,苔薄白。双源CT示:左半结肠肠腔狭窄,考虑炎性所致。按一诊方加仙鹤草30g、薏苡仁30g,10剂,水煎分服,每日1剂。

2011年8月23日四诊:近2个月来腹不痛,大便带黏液,味腥臭,每日2次,自觉肛门部有下坠感,脉弦,舌质淡红,苔薄白。按一诊方加石榴皮20g、鹿角霜20g、高良姜3g、吴茱萸3g,15剂,水煎分服,每日1剂。

2012年9月12日五诊:近来患者大便无血但有黏液,每日2次,腹不痛,睡眠佳,脉弦,舌质淡红,苔薄白。按一诊方加石榴皮15g、吴茱萸3g、高良姜5g,15剂,水煎分服,每日1剂。

药后,患者自诉现大便每日1~2次,余未见异常。

按:本案属中医"便血"范畴,脾胃虚寒,久病失养,劳倦过度,气失统摄,血无所归,血离脉道,而为便血。久居潮湿之处,或饮食不节,损伤脾胃,聚湿生热,热伤阴络,营血失道而致便血。

直肠癌术后

案 赵某,女,42岁,2014年3月6日初诊。

主诉:直肠癌术后6个月。2013年7月于某医院行直肠癌手术,术后化疗6次,现左下腹偶感不适,头皮麻,双腿无力,大便干如球状,有时大便带血。诊断:直肠癌术后。

处方:黄芪25g,党参30g,炒山药30g,炒白术15g,云茯苓30g,三棱10g,莪术10g,乌梅15g,金樱子15g,甘草10g。

7剂,水煎服,每日1剂。

按:本案辨证为气阴两虚。直肠癌术后耗气伤阴,气血两亏,气虚则传导无力,血虚则津枯,肌肤失养,肠道失润,甚则致阴阳俱虚,阴亏则肠道失荣,故用四君子汤加减补气健脾,三棱、莪术逐瘀散结,配以乌梅、金樱子以酸甘化阴生津。诸药合用,则诸证自除。

肠 澼

案 刘某,女,59岁,2011年11月5日初诊。

主诉:腹痛、腹泻2年余。现腹胀、腹痛、肠鸣、腹部及肛门有下坠感,口黏怕凉。伴2年内体重减轻12.5kg。既往史:慢性浅表性胃炎、心脏病、宫颈多发囊肿、盆腔积液。检查:上腹正中有一条索状物,叩击痛。上脘(+)、中脘(+)、左天枢(+)、胆明(+)、胃下垂征(+)。双源CT示:①直肠肠壁局部增厚、变窄;②乙状结肠、降结肠、横结肠皱襞变浅消失,肠腔变窄,考虑慢性炎症。诊断:

①肠澼;②胃炎;③胃下垂;④胆囊炎。

处方:黄芪30g,党参30g,炒白术15g,山药30g,厚朴10g,枳壳15g,柴胡10g,升麻10g,仙鹤草25g,白芍10g,焦麦芽、焦山楂、焦神曲各10g,鸡内金10g,高良姜3g,吴茱萸3g,肉桂5g,炙甘草10g。

7剂,水煎服,每日1剂。

2011年11月12日二诊:现食后胃部不适,肠鸣,腹下坠。上方加大青叶15g、金银花15g,6剂,水煎服,每日1剂。

2011年11月26日三诊:天气凉,少腹肠鸣,下坠,脐痛,大便每日1次,有不净感。一诊方加羌活15g、鸡内金15g,7剂,水煎服,每日1剂。

2011年12月4日四诊:腹痛减轻,排气不畅,大便每日1次。上方加补骨脂15g,20剂,水煎服,每日1剂。

2012年1月2日五诊:病情好转,体重增加2kg,脐时痛,关节红肿,时气短,口黏。上方加玉竹15g、黄精15g,7剂,水煎服,每日1剂。

2012年1月15日六诊:口黏,口臭,时胃痛,脐痛,肛门下坠,怕冷,脚凉,心烦气躁,体重下降。

处方:黄芪30g,党参30g,枳壳10g,柴胡10g,白术10g,山药30g,高良姜3g,吴茱萸3g,云茯苓30g,黄精10g,姜半夏10g。

7剂,水煎服,每日1剂。

2012年1月24日七诊:口臭消失,偶胃痛,畏寒怕冷。上方加吴茱萸6g、肉桂10g、制附子6g,6剂,水煎服,每日1剂。

药后病愈,再次原方巩固治疗半个月。

按:《素问·阴阳应象大论》"湿胜则濡泻"。湿邪乃慢性腹泻的主要原因。内伤致湿之因又分属多途,且"湿"也并非是唯一致泄之邪,故不可以"治湿不利小便非其治也",一法以概其余。"总属脾虚"之说,虽有其理所在,但脏腑表里,生化制约之整体观识之,导致肠腑功能失调原因甚多,故治泻并非补脾一法。但上与肺金之宣肃不节,下与肾气之开合失度密切相关,故泄泻之病位虽在肠腑,但与五脏失调也不无联系,慢性腹泻犹然,所以治疗泄泻病,应从调理五脏入手方可取效更捷,且疗效巩固。清肃肺气,审度气阳营阴。肺主气,为华盖,与大肠互为表里,肺在人体气和津液的代谢中是一个十分重要的内脏。其肃降清宣之职虽启闭肺金,作用玄府,敷布津液,通调水道,但肠腑之变化传导与其清肃也不无联系。便秘医肺论治颇多,然泄泻责肺少为,长期临床细考前贤对此也有论及如喻嘉言说:"至若秋日伤肺者,伤肺之燥也,与秋伤于燥,冬生咳嗽同是一病。"但在肺则咳嗽,在大肠则飧泄,所谓肺移热于大肠,久为肠澼者也。但若肺热不传于大肠,则飧泄自止。赵养葵指出:"治积痰在肺,致其所合大肠之气不固者,涌出上焦之痰,则肺气下降,而大肠之虚自复。"于慢性腹泻病中,治肠不应,转治他法也少效者,只要有咳喘、痰嗽、胸闷、憋气等肺系症状者,审其虚实,投以相应方剂,则有立竿见影之验。上焦虚寒,气阳不及配脐:症为大便溏薄清冷,无臭恶之气,多伴面色少华,形寒肢冷,口吐清涎,少气懒言,胸闷气短,舌质淡,苔薄白,脉虚弱无力。方用生脉散(人参、麦冬、五味子),去麦冬合甘草干姜汤加黄芪、炙甘草,干姜用量只宜在6g左右。耗气过及者,敛肺固涩之品,如诃子、罂粟壳也可加入,一药而得两用。营阴亏虚,燥热下迫大肠。症为大便黏滞不畅,兼夹如栗之结粪,肛周灼热,矢气既频且臭,常兼干咳少痰,唇舌燥裂,咽干且痛,面颊潮红,手心灼热,舌淡红,少苔,或绛而多裂,脉浮细数。治当清润太阴燥热,勿使再迫大肠,久泄之证自可向愈。清燥救肺汤去胡麻仁,易党参为南沙参,加芦根、天花粉、黄芩。选方用药只宜轻清濡润,滋腻过重之剂,反有遏其治节之弊。《冯氏锦囊》曰:"泻属脾胃,人固知之,然门户之要者肝之气也。"《医碥·泄泻》中也云:"有肝气滞,两胁痛而泻者,名肝泄。"故泄泻与肝气疏泄不及,或克侮太过也不无联系,临证务须识此。此证大多与中气虚亏,脾失健运同存,可予补中益气汤去升麻、柴胡、陈皮,加肉桂、乌梅、麦芽、防风、木瓜,变补中益气之方,为温柔肝体之剂。以当归、黄芪、肉桂、乌梅、木瓜甘温酸柔,补益肝气,固气束要,人参、茯苓、白术、甘草培土荣木,防风、麦芽生发疏柔肝气,使肝之束要与疏调同步,由此所致之泄泻迎刃而解。"肾者,水藏,主津液,藏精,纳气",肾居下焦,主二便,司开合,且为胃关。故泄泻久羁,伤及下元,肾气失固,关门不利,即为泄泻之果,也为泄泻之因,审泄泻之证确无病邪积滞,补肾固关为急用之法。若兼邪积未除,当于祛邪消积方中佐以补肾固涩之品,以期标本兼顾,纯投补肾固涩之剂反有留邪伤肾之害。泄泻日久,命门火衰,封藏失职,肾关不固,多见于五更泄泻,便稀清冷,腰膝冷痛,神疲乏力。①命火衰甚者加半硫丸(半夏、硫黄、姜汁)温下元而散寒邪,以治寒湿泄泻;②滑泻不止者可加诃子、粟壳。命火衰微之泄泻颇为人知,然为赵养葵所言:"阴虚而不能行禁固之权者,峻补其肾而愈"之属,肾阴亏虚之泄泻较易忽略。脾虽为至阴之脏,但也有气阳营阴之分,失健乏运所致之泄泻,治当视不同机因而有温阳益阴补气之异也。中阳不足之体,或外寒饮冷过甚而伤脾阳者,虚冷之中州失运化转输之权肠腑更乏中阳之温煦,谷物不化,水湿不运而交混下趋,泄泻作矣。此证常中脘冷痛,喜温喜按,口淡纳减,手足不温,舌淡,苔白,脉虚迟或无力等症。治宜温中健脾之理中汤(人参、白术、干姜、甘草)加味。①寒甚者加附子;②水湿甚者加茯苓;③若运迟谷物难化者加桂枝、鸡内金、炒谷芽。中气亏虚是脾土不健的一大原因,初为清阳不升,浊阴不降,甚或陷而不举,进而肠腑也少中气之提携,水湿谷物即失脾土运化转输,也失肠腑之分清泌浊,泄泻遂作矣,此即"清气在下则生飧泄"也。参苓白术散与升陷汤(升麻、黄芪、柴胡、桔梗、知母)化裁或补中益气汤增损为宜。

> **案** 兰某,女,38岁,2012年12月4日初诊。

主诉: 腹痛伴有黏液便1年。现脐周针扎样疼痛,大便带鱼鳞状黏膜,消瘦,时头晕,纳可,眠差,脉沉弦,舌质暗红,苔白腐。内镜(2012年3月)示:糜烂性胃炎。检查:上腹剑突下和中脘有一硬条索状物,叩击呈鼓音。上脘(+)、中脘(+)、升输(+)、降输(+)、左天枢(+)、胆明(+)。诊断:①肠澼;②胃炎;③胆囊炎。

处方:黄芪30g,党参30g,炒白术15g,炒山药30g,仙鹤草30g,乌梅15g,金樱子15g,柴胡15g,姜黄10g,焦麦芽、焦山楂、焦神曲各15g,鸡内金15g,高良姜6g,吴茱萸3g。

5剂,水煎服,每日1剂。

2012年12月13日二诊:大便有黏液带血,口腔溃疡,有痰、眼屎,偶发头晕。舌质白厚腻中间色褐。上方加肉桂2g,薏苡仁30g,7剂,水煎服,每日1剂。

2012年12月20日三诊:脐周不适刺痛,有肠鸣,矢气多,时头晕。19日起胃下痛。上方加诃子10g,7剂,水煎服,每日1剂。

2012年12月27日四诊:黏液明显减少,脐周无疼痛,大便质溏,每日1次,偶带血。上方加金银花20g,6剂,水煎服,每日1剂。

按:该女性患者,经过仔细问诊,其有经常性气滞、不疏症状。纵观本病王老师的治疗思路,首先辨别虚实,年轻患者初发病一般以虚实夹杂为主,故早期宜清热解毒化湿,行气破瘀,而姜黄能行气破瘀,通经止痛。主治胸腹胀痛,肩臂痹痛,心痛难忍,产后血痛,疮癣初发,月经不调,闭经,跌打损伤。同时给予补气温脾,用药日久仍须注意燥药伤津耗气,温补太过生风动血,后期酌情给予凉血、收敛生津、健脾疏肝以收工完效。

> **案** 虎某,男,57岁,2012年2月7日初诊。

主诉: 间断黏液脓血便5年余。5年前,患者因饮食不当出现大便带黏液脓血,伴反酸、恶心、有痰、腹胀痛、腹鸣,大便每日1次。血压增高,头晕,偶心慌,脉弦,舌质暗红,苔白厚腐。检查:血压:145/90mmHg。结肠镜(2012年1月)示:结肠炎(乙状直肠,横结肠黏膜充血水肿,血管网不清晰)。双源CT(2012年2月)示:结肠仿真内镜未见明显异常。结肠镜(2012年2月)示:①慢性直肠炎;②慢性结肠炎。胃镜(2012年2月)示:①食管炎;②浅表性胃炎;③十二指肠球炎。诊断:①肠澼;②胃十二指肠炎;③食管炎。

处方:黄芪30g,党参30g,炒白术15g,山药30g,仙鹤草30g,血余炭30g,生龙骨30g,生牡蛎30g,防己15g,高良姜4g,吴茱萸3g,海螵蛸30g,炙甘草10g。

7剂,水煎服,每日1剂。

2012年3月22日二诊:服上药后症状消失,已停药,因饮食不当致大便偶带黏液,脐周隐痛。

处方:黄芪30g,党参30g,炒白术15g,山药30g,仙鹤草30g,豨莶草15g,乌梅15g,僵蚕15g,三棱15g,莪术15g,石榴皮15g,枸杞子20g,补骨脂15g,艾叶炭20g,炙甘草15g。

15剂,水煎服,每日1剂。

2012年3月30日三诊:病情基本愈,上方去石榴皮,加骨碎补15g,10剂,水煎早晚分服,每日1剂。

按:王老师治疗肠澼(炎症性肠病)几乎每方必用仙鹤草,该药性平,味苦、涩,收敛止血,截疟,止痢,解毒,其有效成分在试管内对金黄色葡萄球菌、大肠杆菌、绿脓杆菌、福氏痢疾杆菌、伤寒杆菌、人型结核杆菌均有抑制作用。患者胃镜及结肠镜均显示胃黏膜及直肠、结肠等消化道黏膜均有水肿、出血等炎性改变,脉弦,舌质暗红,苔白厚腐。有气血瘀滞,气不摄血等表现,故应用补气补血之四物汤合并应用收敛止血之血余炭、生龙骨、生牡蛎、防己、海螵蛸,更重用肠道消炎之要药仙鹤草,标本兼治。

案 于某,男,71岁,2012年3月15日初诊。

主诉:左下腹疼痛12天余。症见:左少腹疼痛,自觉肛门下坠感,大便有黏液,眠差,多梦,嗳气,2周体重下降5kg,脉沉弦,舌质紫暗,苔白腐。结肠镜(2012年3月10日)示:直肠溃疡性炎。检查:患者形体消瘦,上腹正中有一条索状物。中脘(+)、天枢(+)、降输(++)、升输(+)、胆明(+↑);血压:179/90mmHg。诊断:①肠澼;②胃炎;③胆囊炎。

处理:①益寿胶囊,2瓶,每日3次,每次4粒。②清消合剂,5盒,每日3次,每次2支。

2012年3月20日二诊:服上药后左少腹疼痛消失,大便偶有带血,每日1~2次,量少,不成形,纳差,心慌,脉弦,舌质暗红,苔厚腻。

处方:黄芪30g,党参30g,炒白术15g,山药30g,焦麦芽、焦山楂、焦神曲各10g,鸡内金12g,仙鹤草30g,高良姜5g,吴茱萸3g,云茯苓30g,生牡蛎30g,炙甘草10g。

7剂,水煎分服,每日1剂。

2012年4月5日三诊:患者现大便每日1次,不稀,无黏液和血,肛门下坠感基本消失,食欲渐增,接近正常,乏力逐渐缓解,脉有力,舌质暗红,苔白厚腐。血压:130/76mmHg。按二诊方加佛手15g、野菊花15g,10剂,水煎分服,每日1剂。

2012年4月14日四诊:患者现饮食正常,自服用中药至今体重增加1kg,血压:105/72mmHg。脉弦,舌质暗红,苔稍厚。按二诊方加地龙15g、川芎15g、天麻10g,10剂,水煎分服,每日1剂。

2012年4月24日五诊:患者现偶有左少腹疼痛,面色渐红润,大便每日1次,成形,不干。血压:110/60mmHg。脉弦,舌质暗红,苔厚腻。按上方加红参5g(另包),10剂,水煎分服,每日1剂。

按:患者脾胃虚寒,阳气虚衰,阴寒内盛,寒凝则痛,故患者左少腹疼痛,气虚下陷,清阳不升,故肛门下坠感明显,王老师选用补中益气汤合温中汤,以温脾暖胃、升举阳气,加以生牡蛎、仙鹤草以涩肠止血,焦麦芽、焦山楂、焦神曲、鸡内金以消食和胃,川芎、天麻、地龙以活血化瘀,滋阴潜阳。

案 王某,男,41岁,2013年3月19日初诊。

主诉:大便稀溏伴黏液1年。症见:1年来患者大便质稀,带有黏液,每日3~5次,无腹痛。脉弦,舌质暗红,苔白腐。既往史:咽炎、鼻炎、胃炎。双源CT(2013年3月17日)示:①乙状结肠横结肠及脾曲冗长;②乙状结肠慢性炎症。检查:上腹正中有一条索状物,伴叩击痛。中脘(+)、降输(+)。诊断:①肠澼;②胃炎。

处方:黄芪30g,党参30g,徐长卿15g,防风15g,炒白术15g,辛夷10g,炒山药30g,云茯苓30g,细辛3g,乌梅15g,金樱子15g,吴茱萸3g,生龙骨30g,生牡蛎30g,炙甘草10g。

15剂,水煎服,每日1剂。

2013年4月16日二诊:服药见效,大便稍成形、气味臭,鼻炎仍流涕,咽痛,胃偶发热。上方加黄芩10g,14剂,水煎服,每日1剂。

2013年4月27日三诊:大便每日1次,不成形。一诊方去细辛,加椿皮炭30g、仙鹤草30g,14剂,水煎服,每日1剂。

2013年5月21日四诊:大便每日1次,不成形,肠鸣音亢进。一诊方去细辛、吴茱萸、生牡蛎、炙甘草,加桂枝6g、生甘草10g,14剂,水煎服,每日1剂。

按:大肠病,涉及肺、脾、肾,《诸病源候论·大肠病候》云:"大肠象金,旺于秋,手阳明其经也,肺之腑也。为传导之官,变化糟粕出焉。气盛为有余,则病肠内切痛,如锥刀刺,无休息,腰背寒痹挛急,是为大肠之气实,则宜泻之。大肠气不足,则寒气客之,善泄,是大肠之气虚也,则宜补之。"故王老师选用调肺固肠汤,调理肺的宣发、肃降,改善肠腑传化物的功能紊乱,达阴阳平衡,提高机体抗御能力,以此为思路的治疗大法,故称调理肺肠法。患者流涕,故王老师投以辛夷通鼻窍,吴茱萸以助阳止泻;中期患者咽痛、胃热,投以黄芩清上、中二焦之热;大便不成形、带血,加赤石脂、椿皮炭、仙鹤草以涩肠止泻;后期加桂枝、甘草调和营卫。

冯某,男,5岁,2011年12月6日初诊。

主诉:间断黏液血便,伴腹痛10个月。症见:患者10个月前因进食生冷食物,出现腹泻,每日3~5次,带黏液脓血,便前腹痛,便后减轻,治疗后,症状时轻时重。舌质暗红,花剥苔。内镜(2011年9月8日)示:结直肠黏膜疱疹样改变。检查:上腹呈鼓音,脐周触痛(++),手足脱皮、皲裂。诊断:①肠澼;②胃炎。

处方:苍术6g,厚朴10g,金樱子6g,乌梅6g,山药15g,甘草10g。

7剂,水煎服,每日1剂。

2011年12月13日二诊:服药见轻,大便稍干,腹痛发作次数减少,无黏液血便,花剥苔,脉微数。一诊方加羌活4g、金银花10g、黄芩5g,7剂,水煎服,每日1剂。

2011年12月20日三诊:病情明显好转,大便每日1~2次,伴腹胀,早晚定时脐部疼痛,脉微数,舌苔花剥色黄。一诊方加防己6g,7剂,水煎服,每日1剂。

2012年1月4日四诊:上周便血1次,色鲜红,时有脐痛。结肠镜示:升结肠以下未见明显异常。舌质暗红,苔白。一诊方加蒲黄5g,7剂,水煎服,每日1剂。

2012年1月10日五诊:病情基本愈,患者自行停药。近1个月时有腹痛,无黏液血便,脉有力,舌质暗红,花剥苔。一诊方加延胡索4g、木香4g、吴茱萸6g,10剂,水煎服,每日1剂。

2012年1月22日六诊:因饮食不当致腹痛,大便每日1次,食后腹胀,脉数,花剥苔稍有好转。一诊方加焦麦芽、焦山楂、焦神曲各6g,10剂,水煎服,每日1剂。

2012年2月2日七诊:病情好转,但食肉后或食凉后腹痛,平时不痛。守方10剂继服巩固治疗。

按:患者初诊以益气健脾、理气止痛为治则,辨证加减,腹痛加延胡索、木香、吴茱萸散寒理气止痛,便血给予蒲黄散瘀止血,并配以焦麦芽、焦山楂、焦神曲健脾消食,治疗腹胀。

于某,男,20岁,2013年1月25日初诊。

主诉:黏液脓血便1年,加重2个月。患者现便脓血,每日7~10次,腹痛、有下坠感。偶有头晕、心慌。脉力不均,弱而微数,舌质暗红,苔白腐。结肠镜(2012年10月)示:溃疡性结肠炎。病理检查:(直肠)黏膜慢性炎伴急性炎及糜烂,部分腺体不规则分布,嗜酸性粒细胞多见。检查:上腹剑突下和中脘下有一条索状物,叩击痛伴两少腹痛。中脘(+)、天枢(+)、大横(+)、升输(+)、降输(+)、胆明(+)。诊断:①肠澼(心血不足);②胃炎;③胆囊炎。

处方:黄芪30g,党参30g,炒白术15g,炒山药30g,乌梅15g,金樱子15g,灵芝15g,柴胡10g,高良姜3g,吴茱萸3g,石榴皮15g,炙甘草10g,青蒿15g。

7剂,水煎服,每日1剂。

2013年2月12日二诊:大便先成形后稀,每日1次,排便时间较长,偶有便后下坠感。一诊方加骨碎补15g、淫羊藿10g,15剂,水煎服,每日1剂。

2013年3月9日三诊:服上药后症状减轻,大便每日1次,无血、有脓液、浑身乏力。一诊方去石榴皮,加赤石脂15g、淫羊藿15g,15剂,水煎服,每日1剂。

2013年4月2日四诊:大便每日1次,不成形,纳眠差,精神差。一诊方去青蒿,加补骨脂15g、骨碎补15g、鸡内金15g,13剂,水煎服,每日1剂。

2013年4月18日五诊:大便每日4~5次,带血,少量脓液,便后不尽感,下坠,偶有腹痛,纳眠可,精神差。一诊方去青蒿,加西洋参10g、钩藤30g、僵蚕10g、鸡内金15g,7剂,水煎服,每日1剂。

2013年5月4日六诊:大便每日5~6次,带血比之前少,矢气多,便后下坠,肠鸣,食欲不佳。一诊方去青蒿、柴胡,加焦麦芽、焦山楂、焦神曲各10g、西洋参10g、钩藤30g、僵蚕10g、鸡内金10g,11剂,水煎服,每日1剂。

2013年5月14日七诊:大便每日6~7次,有黏液血、量少,腹时痛,眠差,全身乏力,体重减轻7.5kg,脉弱,舌质暗红,苔白腐。

处方:黄芪30g,党参30g,红参10g,炒白术15g,炒山药30g,茯神30g,焦麦芽、焦山楂、焦神曲各10g,鸡内金15g,熟地黄15g,阿胶5g,白及15g,皂角刺15g,生甘草10g,生龙骨20g,生牡蛎20g。

7剂,水煎服,每日1剂。

2013年5月20日八诊:大便次数多、有黏液脓血,天热时心情烦躁,肚脐左侧隐痛,脉虚大,舌质红,苔黄厚。

处方:黄芪30g,党参30g,炒白术15g,炒山药30g,薏苡仁30g,干姜炭20g,高良姜3g,吴茱萸3g,荆芥炭20g,地榆20g,石榴皮20g,儿茶6g,野菊花15g,生甘草10g,艾叶10g,生龙骨25g。

7剂,水煎服,每日1剂。

2013年5月29日九诊:服上药后便次减少,每日5~6次,下坠感轻,脐周痛,出汗多,舌质红,苔黄稍厚。八诊方加鸡内金15g、砂仁10g,7剂,水煎服,每日1剂。

2013年6月9日十诊:服上药大便次数明显改善,便后腹痛,纳眠差,多梦。八诊方去石榴皮、儿茶,加乌梅炭20g,金樱子20g,艾叶改为艾叶炭15g,7剂,水煎服,每日1剂。

服药后病愈,继续巩固治疗1个月。

按:根据患者症状,四诊合参,可辨证为心血不足,脾肾阳虚证。给予四神丸合参苓白术散,辨证加减。黄芪、党参、炒白术、炒山药、骨碎补、淫羊藿温肾健脾,吴茱萸散热止痛,乌梅、金樱子、石榴皮涩肠止泻,并配以止血之品。

案 李某,男,27岁,2014年2月27日初诊。

主诉:腹泻、腹胀3月余。腹泻每日1~5次,大便潜血(+),肠胃不适,血压高。检查:脐上和左少腹痛。中脘(+)、升输(+)、降输(+)、胆明(+)。血压:135/80mmHg(已服降压药)。诊断:①肠澼(脾虚湿盛);②胃炎;③胆囊炎;④高血压。

处方:黄芪30g,党参30g,焦麦芽、焦山楂、焦神曲各15g,鸡内金15g,乌梅15g,金樱子15g,柴胡15g,姜黄10g。

7剂,水煎服,每日1剂。

2014年3月6日二诊:患者半个月前腹泻2次,胃胀痛,大便每日1~2次,带黏液,故又复诊,眠多,浑身乏力,脉弦,舌质暗红,苔白厚腻。

处方:黄芪30g,党参30g,炒白术20g,炒山药30g,三棱10g,莪术10g,白及15g,焦麦芽、焦山楂、焦神曲各15g,鸡内金15g,生牡蛎30g,葛根15g,高良姜3g,吴茱萸3g,生甘草10g。

4剂,水煎服,每日1剂。

2014年4月13日三诊:前段时间外出停药,致大便每日3~4次,脉有力,舌质紫暗,苔白腐。无痛胃镜(2014年3月25日)示:①慢性溃疡性肠炎;②慢性浅表性胃炎;③十二指肠球炎。二诊方去焦麦芽、焦山楂、焦神曲,加旋覆花15g、代赭石15g、黄精15g,7剂,水煎服,每日1剂。

2014年4月20日四诊:病情好转,大便每日1~2次,成形,无腹胀,偶有腹痛。

处方:黄芪30g,党参30g,炒白术20g,山药30g,乌梅15g,金樱子15g,黄精15g,肉豆蔻6g,炙甘草10g。

7剂,水煎服,每日1剂。

2014年5月6日五诊:好转,眠差多梦。脉大有力,舌质暗红,苔白厚。四诊方加蒲公英20g、生龙骨30g、生牡蛎30g,6剂,水煎服,每日1剂。

按:患者年轻男性,职业要求经常出差,饮食不规律,胃肠功能紊乱,日久耗伤脾气,脾气不足,运化无力,营养吸收障碍,脾气渐亏,肝气无制,肝气乘脾土,胃下难受,日久形成营养精华吸收减弱,随肠排泄,故腹泻,胃胀痛,大便带黏液,浑身乏力,脉弦,舌质暗红,苔白厚腻。腹泻、腹胀,肠胃不适,上腹正中有一条索状物伴脐上和左少腹痛,本病为肠胃共病,为典型虚实夹杂症状。总体辨证本虚标实。治疗宜攻邪扶正相结合,黄芪、党参补脾气、扶正气,焦麦芽、焦山楂、焦神曲、鸡内金消积健脾不伤正，金樱子、柴胡、姜黄共奏清热利下、收敛止泻之功。本案辨证准确，组方简练，用药精致，实为经典之作。总而言之，健脾药如黄芪、党参、炒白术等，祛瘀药如三棱、莪术等，配合收敛药如乌梅、金樱子、生龙骨、生牡蛎等组方，均收疗效。

案 赵某，男，19岁，2013年2月22日初诊。

主诉：大便带血2年余。大便每日6~7次，伴有大量脓液，下坠感明显，活动后肠鸣增加，腹痛，脉微数，舌苔白厚。结肠镜（2012年7月）示：溃疡性结肠炎。检查：上腹正中有一条索状物，上腹正中及左下腹叩触痛。中脘（+）、降输（+）。诊断：①肠澼；②胃炎。

处方：黄芪30g，丹参20g，党参30g，炒白术15g，炒山药30g，云茯苓30g，乌梅15g，豨莶草15g，仙鹤草20g，吴茱萸3g，高良姜3g，甘草10g。

7剂，水煎服，每日1剂。

2013年2月28日二诊：服药后便脓减少，每日6~7次。上方加石榴皮15g、干姜炭20g，7剂，水煎服，每日1剂。

2013年3月5日三诊：排便次数减少，每日4次，脓血减少，偶伴腹胀。一诊方加厚朴10g、干姜6g，14剂，水煎服，每日1剂。

2013年4月2日四诊：大便每日1~2次，无黏液脓血，偶有腹痛。

处方：黄芪30g，党参30g，炒白术15g，炒山药30g，云茯苓30g，薏苡仁30g，吴茱萸3g，高良姜3g，石榴皮20g，豨莶草20g，瓦楞子20g，海螵蛸30g，血余炭30g，生龙骨30g，生牡蛎20g，干姜炭20g，红参10g。

7剂，水煎服，每日1剂。

按：患者大便带血2年余，大便每日6~7次，伴有大量脓液，下坠感明显，活动后肠鸣增加，腹痛，脉微数，舌苔白厚，可辨证为脾虚气弱，给予黄芪、党参、炒白术、炒山药、云茯苓健脾益气；久病血瘀血热，给予丹参祛瘀，凉血消痛，并给予乌梅、豨莶草、仙鹤草杀虫，涩肠止泻；吴茱萸、高良姜一热一寒，共奏止痛之功。

案 王某，女，48岁，2011年11月17日初诊。

主诉：腹痛、腹胀3年余。症见：腹泻，腹痛，腹胀，肠鸣，排气后缓解，大便初成形，后少，身困乏力，时心慌，欲呕，口干，舌质暗红，苔白厚腐，脉弱。检查：上腹正中有一条索状物。中脘（+）、天枢（+）、升输（+）、降输（+）。诊断：①肠澼（心血不足）；②胃炎。

处方：黄芪30g，丹参20g，夏枯草30g，玉竹15g，全瓜蒌10g，薤白15g，金樱子15g，五味子10g，白芍10g，焦麦芽、焦山楂、焦神曲各10g，鸡内金10g，吴茱萸3g，高良姜5g，炙甘草10g。

7剂，水煎服，每日1剂。

2011年11月26日二诊:服上药3剂后腹痛缓解,食欲增加,出汗,口干,脉弱,舌质暗红,苔白厚。上方加防己15g、木香10g,7剂,水煎服,每日1剂。

2011年12月3日三诊:大便每日2次,均有黏液,左上肢乏力,脉数,舌质暗红,苔白腐。守二诊方4剂,水煎服,每日1剂。

2011年12月6日四诊:病情好转,大便每日1次,质稀,脉沉弱,舌质暗红,苔白腐。

处方:黄芪25g,党参30g,高良姜5g,吴茱萸3g,防己15g,木瓜15g,钩藤30g,柴胡10g,延胡索10g,焦麦芽、焦山楂、焦神曲各15g,鸡内金10g。

7剂,水煎服,每日1剂。

按:本案可辨证为气阴两虚。给予黄芪健脾益气,玉竹、高良姜、吴茱萸等和胃止呕,全瓜蒌、薤白温通心阳,金樱子、五味子滋养肺胃之阴,焦麦芽、焦山楂、焦神曲、鸡内金消食和胃,白芍缓急止痛。并根据症状辨证用药,诸证自除。

案 黄某,男,22岁,2013年9月17日初诊。

主诉:黏液便、腹痛3年,加重半年。症见:腹痛腹泻,少腹怕冷,大便每日4~5次,常有黏液,便后带血,大便黏腻感,脉弱,舌质暗红,苔白腐。既往史:肾结石。双源CT示:考虑降结肠炎症(乙状结肠)。检查:上腹正中有一条索状物,中脘明显触痛,伴右少腹痛。中脘(+)、降输(+)、胆明(+)。诊断:①肠澼;②胃炎;③胆囊炎。

处方:黄芪20g,党参30g,炒白术15g,炒山药30g,乌梅15g,金樱子15g,仙鹤草30g,丹参20g,吴茱萸3g,高良姜3g,甘草10g。

10剂,水煎服,每日1剂。

2013年9月28日二诊:左少腹痛,大便每日3次,带黏液脓血,口腔溃疡,时有胃痛。上方加石榴皮20g、艾叶炭20g、豨莶草15g,10剂,水煎服,每日1剂。

2013年10月11日三诊:左少腹痛,肠鸣后腹泻,每日3~4次,带血量少,睡眠差,梦多,口腔溃疡。一诊方加延胡索15g、乌药15g,10剂,水煎服,每日1剂。

2013年11月2日四诊:大便每日3~4次,带有少量鲜血,偶有黏液,时有胃痛,睡眠正常。一诊方加乌药15g、赤石脂20g,10剂,水煎服,每日1剂。

2014年11月12日五诊:服上药后大便次数减少,每日2次,偶有血,无黏液,胃痛好转。一诊方加生牡蛎20g,10剂,水煎服,每日1剂。

2014年1月26日六诊:大便每日1~2次,出现胃痛,腹痛等不适。一诊方加白及15g、鸡内金15g,10剂,水煎服,每日1剂。

按:本案辨证为脾肾阳虚,给予温补脾肾之剂,并配以杀虫、收敛止泻、祛瘀止痛之药物运用。药后病愈。

案 刘某,男,31 岁,2013 年 3 月 7 日初诊。

主诉:间断大便带黏液脓血 5 年。症见:大便带黏液脓血,每日 5 次,纳可,眠差,脉数,舌质稍暗,苔白兼黄腻。结肠镜(2011 年 5 月)示:乙状结肠、直肠溃疡,溃疡性结肠炎。检查:上腹正中有一条索状物,叩击呈鼓音。天枢(＋)、降输(＋)、升输(＋)。诊断:①肠澼;②胃炎。

处方:黄芪 30g,党参 30g,炒白术 15g,炒山药 30g,云茯苓 30g,蒲公英 20g,乌梅 15g,金樱子 15g,石榴皮 15g,高良姜 3g,吴茱萸 3g,生甘草 10g,黄精 15g。

7 剂,水煎服,每日 1 剂。

2013 年 3 月 14 日二诊:服药后好转,出血减少,便次减少,每日 2 ~ 4 次,大便成形。上方加干姜炭 20g、儿茶 10g,7 剂,水煎服,每日 1 剂。

2013 年 3 月 21 日三诊:病情明显好转,大便每日 1 ~ 2 次,偶带血,眠差多梦。脉左强于右,舌质暗红,苔白腐。上方去儿茶,加姜半夏 10g,7 剂,水煎服,每日 1 剂。

2013 年 3 月 28 日四诊:腹不痛,大便每日 1 ~ 2 次,很少带黏液和血,脉有力,舌质暗红,苔薄黄。上方去石榴皮,加诃子肉 10g、豨莶草 20g,14 剂,水煎服,每日 1 剂。

2013 年 4 月 13 日五诊:大便每日 1 ~ 2 次,偶带黏液和血,脉有力,舌质暗红,苔白。上方加艾叶 10g,10 剂,水煎服,每日 1 剂。

2013 年 4 月 24 日六诊:病情稍好转,但眠差多梦。

处方:黄芪 30g,党参 30g,炒白术 15g,炒山药 30g,茯神 30g,远志 15g,木香 10g,酸枣仁 25g,龙眼 10g,高良姜 5g,吴茱萸 3g,乌梅 15g,金樱子 20g,豨莶草 20g,仙鹤草 20g,艾叶炭 10g,干姜炭 15g,生甘草 10g。

10 剂,水煎服,每日 1 剂。

药后病愈。

按:此病由饮食失节,或大醉大饱,致肠胃横解,久之冷积于大肠之间,致血不流通,随大便而出,病虽寻常,然有终身不愈者。庸医皆用凉药止血,故连绵不已。盖血愈止愈凝,非草木所能治也。正法:先灸神阙穴百壮,服金液丹十两,日久下白脓,乃病根除也(《灵枢·百病始生》云:阴络伤则血内溢,血内溢则后血。治此之法,总在别其脉之强弱,色之鲜暗,该清、该温,愈亦不难。若不慎饮食,恣纵酒色,断不能愈矣)。本案可辨证为脾肾阳虚,给予补气健脾温肾,收敛止血、止泻。根据症状辨证论治,加减运用。

案 王某,女,75 岁,2014 年 5 月 22 日初诊。

主诉:肛门下坠、排便不尽 5 年,加重 5 个月。胃酸嗳气,排便不畅,里急后重,大便偶带血,流涎,打呵欠,时胃痛,背痛,头晕,脉沉弦,舌质红,苔少。诊断:①肠澼(脾虚证);②胃炎;③胆囊炎。

处方:黄芪20g,党参20g,麦冬15g,五味子15g,生白术15g,生白芍10g,银杏叶10g,生甘草10g,焦麦芽、焦山楂、焦神曲各10g。

7剂,水煎,早晚各服1次,每日1剂。

服药后患者症状明显减轻,排便不畅较前缓解,里急后重症状较前减轻,继续原方巩固治疗1个月,药后病愈。

按:患者大便不畅,素有胃炎、胆囊炎,致使胃失和降,胆失疏泄,故胃痛、背痛,头晕,黄芪、党参、生白术以补气健脾,麦冬配五味子以酸甘养阴,生白芍养阴活络、缓急止痛,焦麦芽、焦山楂、焦神曲以健脾胃助消化,银杏叶具有通便排毒的功效,生甘草调和诸药,诸药配合,效果明显。

案 翟某,女,60岁,2014年5月24日初诊。

主诉:间断性腹痛伴腹胀半年余,脉弦,舌质暗红,苔白厚腻。结肠镜示:直肠齿线上4cm处可见不规则溃疡及隆起,质脆,易出血。诊断:①肠澼(脾虚湿盛);②胃炎;③胆囊炎。

处方:黄芪30g,党参30g,丹参25g,炒白术20g,炒山药30g,三棱15g,莪术15g,白花蛇舌草15g,乌梅15g,金樱子20g,生甘草10g。

15剂,水煎服,每日1剂。

药后病愈。

按:脾恶湿而喜燥,外感湿邪,最易困阻脾土,脾失健运,水谷混杂而下,以致发生肠澼。故有"湿多成五泄"和"无湿不成泻"之说。黄芪、党参、炒白术补气健脾;辅炒山药以助健脾益气之力;伍三棱、莪术、丹参以行气活血化瘀;配合乌梅、金樱子以涩肠止泻,白花蛇舌草以清热解毒、消痈散结,甘草调和诸药。全方具有健脾补气、除湿止泻之功。

案 祁某,男,60岁,2014年5月4日初诊。

主诉:高血压10年,腹胀伴便少5年。症见:腹胀、大便稀少无便意,视力减退、记忆力减退,脉沉弦,舌质暗红,苔白。诊断:①肠澼(脾虚湿阻);②胃炎;③高血压。

处方:黄芪20g,党参30g,当归10g,炒白术25g,乌梅15g,金樱子20g,炙甘草10g。

7剂,水煎服,每日1剂。

2014年5月24日二诊:病情明显好转,结肠镜示:未见明显异常。消化道仿真内镜示:①乙状结肠小息肉;②降结肠、乙状结肠局部结肠皱襞增厚,降结肠变浅,肠腔变窄,考虑慢性结肠炎。上方加生牡蛎20g,7剂,水煎服,每日1剂。

继续巩固治疗1个月,患者大便每日1~2次,排出通畅,腹胀缓解。

按:本患者病程较长,方中党参、炒白术、炙甘草为四君子汤,是补气健脾的代表方,专治脾虚失运,加之黄芪以增补气之力,配合乌梅、金樱子以涩肠止泻,服用后病情好转。根据辅助检查,考虑慢性结肠炎,守上方加入生牡蛎以软坚散结,疗效可靠。

案 贾某,女,38 岁,2014 年 4 月 17 日初诊。

主诉:便脓血 2 年半。现大便每日 1 次,早上滴血,大便干,腹不痛,脉弦,舌质红,苔白厚。诊断:肠澼(脾虚血瘀)。

处方:党参 30g,炒白术 15g,炒山药 30g,仙鹤草 30g,金樱子 20g,三棱 10g,莪术 10g,甘草 10g。

7 剂,水煎服,每日 1 剂。

2014 年 4 月 29 日二诊:病情稍好转,大便出血鲜红,量多。上方加三七粉 3g(另包)、石榴皮 20g、艾叶炭 15g、生白术 20g,15 剂,水煎服,每日 1 剂。

2014 年 5 月 22 日三诊:病情基本愈,一诊方加椿皮 30g、赤石脂 25g、艾叶 10g,15 剂,水煎服,每日 1 剂。

按:本案辨证为脾虚血瘀证,一诊时给予其党参、炒白术、炒山药、甘草以补气健脾,配合金樱子以涩肠止泻,三棱、莪术以破血活血化瘀,仙鹤草以清热解毒。二诊时病情稍好转,便时出血量多,守上方增三七粉、石榴皮、艾叶炭以收涩止血,病情逐渐减轻而愈。再以一诊方加赤石脂、艾叶收涩止血,椿皮以清热燥湿,涩肠止泻,止血,继服 15 剂,病情痊愈。

案 范某,男,40 岁,2014 年 3 月 24 日初诊。

主诉:便血 6 年。症见:头痛、心慌、乏力、贫血、眼睑苍白,大便每日 1~2 次,无黏液,体重减轻 12.5kg,脉虚弱无力,舌质淡红苔白腐。诊断:①肠澼(脾虚血瘀重症);②胆囊炎;③贫血。

处方:党参 30g,炒白术 20g,炒山药 30g,黄精 15g,白及 15g,三棱 10g,莪术 10g,石榴皮 15g,焦麦芽、焦山楂、焦神曲各 15g,鸡血藤 20g,鸡内金 15g,炙甘草 10g,金银花 15g。

7 剂,水煎服,每日 1 剂。

服药后患者自觉明显改善,心慌、乏力均有所缓解,大便每日 1 次,在原方基础上巩固治疗 3 个月,患者体重增加,面色红润,大便时未再出血。

按:本患者劳倦内伤导致脾胃虚弱,因脾主运化,胃主受纳,脾因虚弱则不能受纳水谷和运化精微,病久入络,瘀阻络伤,均可导致泄泻便下黏液、脓血,而致本病。党参、炒白术、炒山药、炙甘草以补气健脾,方中黄精配合党参、炒白术治脾胃虚弱,体倦无力,三棱、莪术以破血活血化瘀,给予其焦麦芽、焦山楂、焦神曲、鸡内金以健脾胃助消化,患者亦有胆囊炎鸡内金亦有利胆清肝的功效,患者长期出血致贫血,方中鸡血藤以养血活血,金银花具有清热解毒、抗炎、白及、石榴皮以收涩止血。诸药合用,符合患者病机,故效果显著。

案 李某,女,46 岁,2014 年 4 月 8 日初诊。

主诉:小腹下坠伴便血 1 年余,加重 3 周。症见:脉弦,舌质淡红,苔白厚。双源 CT 示:①乙状结肠及横结肠冗长;②横结肠、降结肠及乙状结肠直肠性溃疡、局部小溃疡形成;③升结肠起始段狭窄,见多发小息肉及溃疡。诊断:肠澼(脾虚气弱)。

处方:黄芪 30g,党参 30g,炒白术 20g,炒山药 30g,乌梅 15g,僵蚕 15g,甘草 10g。

10 剂,水煎服,每日 1 剂。

2014 年 4 月 22 日二诊:病情好转,无便血,少腹时有不适,守上方 7 剂,水煎服,每日 1 剂。

2014 年 5 月 22 日三诊:病情基本愈,今结肠镜示:未见明显异常,体重增加 1.5kg,守上方继服巩固治疗。

按:本案辨证为脾虚出血证,治宜健脾收涩止血。一诊时给予其黄芪、党参、炒白术、炒山药、甘草以补气健脾,配合乌梅以涩肠止泻、止痛止血,僵蚕以软坚散结止痛。二诊时病情好转,便时无出血,少腹时有不适,守上方继服。三诊查结肠镜未见明显异常,病情已愈,继服本方以巩固疗效。

案 尹某,女,62 岁,2014 年 4 月 19 日初诊。

主诉:肛门下坠 2 年余。症见:大便不成形,有白色泡沫,平时每日 1～2 次,受凉后 4 次,畏冷、心悸、胸闷,脉弦,舌质淡红,苔白厚腻。诊断:肠澼(气虚下陷)。

处方:黄芪 30g,柴胡 15g,升麻 10g,枳壳 15g,莪术 20g,甘草 10g。

7 剂,水煎服,每日 1 剂。

2014 年 5 月 15 日二诊:病情明显好转,但少腹下发凉,上方加党参 30g、金樱子 15g,焦麦芽、焦山楂、焦神曲各 10g,4 剂,水煎服,每日 1 剂。

按:肛门坠胀多因脾胃虚弱、中气不足、气机升降异常所致,加之手术创伤,可能与炎症刺激排便感受器有一定关系。本病辨证为气虚下陷,气虚无力统摄,则肛门下坠不适,应以益气升提为治则,一诊时选用益气升提方,方中黄芪、柴胡、升麻、枳壳均具有升阳举陷之功,加莪术以化瘀散结。二诊时,病情明显好转,但少腹下发凉,守上方增党参以配黄芪、升麻治疗其中气不足,内脏下垂,金樱子以涩肠止泻,焦麦芽、焦山楂、焦神曲以健脾胃助消化,方药对症,疗效显著。

案 张某,女,37 岁,2012 年 10 月 18 日初诊。

主诉:便脓血 1 周,怀孕 6 个月 4 天,脉滑,舌质暗红,苔白。诊断:①肠澼;②胃炎;③胆囊炎;④怀孕。

处方:黄芪20g,党参15g,炒白术10g,黄芩6g,炙甘草6g。

3剂,水煎服,每日1剂。

2012年10月25日二诊:病情明显好转,大便时少量黏液脓血,每日1~2次,基本成形,上方黄芩改为10g,3剂,水煎服,每日1剂。

药后病愈。

按:孕后脾虚气弱,胃肠郁热,给予补气健脾、清热安胎药物,药后病愈。

肠澼伴强直性脊柱炎

案 韩某,男,37岁,2006年4月29日初诊。

主诉:大便带血3年余。症见:大便带血,基本成形,每日1次,脊柱强直,活动受限,脉结,舌质暗红,苔白腐。诊断:肠澼伴强直性脊柱炎。

处方:黄芪30g,丹参30g,山药30g,云茯苓30g,枸杞子20g,菟丝子15g,生龙骨30g,生牡蛎30g,藿香15g,佩兰15g,苍术15g,厚朴15g,乌梅20g,吴茱萸6g,桂枝6g,独活15g,川牛膝15g。

10剂,水煎分服,每日1剂。

2006年5月13日二诊:服上药后大便时带血,每日1次,质软,脊柱疼痛伴瘙痒,脉弦,舌质紫红,苔稍厚。

处方1:黄芪30g,丹参30g,山药30g,云茯苓30g,枸杞子20g,菟丝子15g,生龙骨30g,生牡蛎30g,藿香15g,佩兰15g,苍术15g,厚朴15g,乌梅20g,吴茱萸6g,桂枝6g,独活15g,川牛膝15g,伸筋草30g。

10剂,水煎分服,每日1剂。

处方2:透骨草40g,荆芥30g,羌活20g,独活20g,豨莶草30g,细辛15g,桂枝20g,忍冬藤30g,川续断30g,桑寄生30g,白芷20g,黄柏20g,生甘草20g。

2剂,醋泡装袋,蒸敷。

2006年5月30日三诊:服上药后大便不带血,每日1次,质稀,腹痛症状缓解,脊柱疼痛减轻且灵活性增强,脉沉弦,舌质暗红,苔白腐。外用方剂同前,巩固疗效。内服方剂如下:

处方:黄芪30g,丹参30g,山药30g,云茯苓30g,枸杞子20g,菟丝子15g,生

下焦疾病

龙骨 30g,生牡蛎 30g,藿香 15g,佩兰 15g,苍术 15g,厚朴 15g,乌梅 20g,吴茱萸 6g,桂枝 6g,独活 15g,川牛膝 15g,杜仲 15g,伸筋草 30g。

15 剂,水煎分服,每日 1 剂。

按:本案患者中青年男性,长期大便带血,质尚可,伴强直性脊柱炎,本患者为先天之本亏虚,导致后天之本无源以化,故见后天之本虚弱,故以益气健脾,补肝肾,强筋骨,为治疗原则,一诊给予黄芪、山药、云茯苓等补益后天之本,枸杞子、菟丝子等补益先天之本,先天充足,后天才能源源不绝,伍以桂枝、伸筋草通利关节,独活、川牛膝补肝肾,祛风湿,并配伍丹参活血化瘀。二诊配用活血化瘀、祛风除湿、强筋补肾,舒筋活络中药,醋泡外敷,内外兼施共奏其效。三诊患者大便带血已消除,强直性脊柱炎症状也有所缓解,继续给予益气健脾、补肝肾中药,后期随访,患者仅有冬天稍感脊柱不适,并嘱患者中药打粉冲服。

肠易激综合征

案 崔某,女,55 岁,2006 年 4 月 22 日初诊。

主诉:大便时干时稀半年,加重 2 个月。自诉半年来大便时干时稀,便时伴有腹痛,便后痛减。2 个月前患者症状加重,大便偏干结,4 ~ 5 日 1 次,近日每日 3 ~ 4 次,呈糊状,无黏液和血,凌晨及饭后左少腹呈持续性隐痛 3 日。脉有力,舌质淡红,苔薄白。诊断:①肠易激综合征;②胃炎;③胆囊炎。

处方:黄芪 30g,党参 30g,炒白术 15g,山药 30g,云茯苓 30g,仙鹤草 30g,吴茱萸 5g,木香 10g,高良姜 4g,金樱子 15g,炙甘草 10g。

7 剂,水煎分服,每日 1 剂。

2006 年 4 月 29 日二诊:服上药后自觉症状缓解,大便较前变软,5 日 1 次,无里急后重感,偶有左少腹胀满,劳累则心慌,脉弦,舌质暗,苔白腐。

处方:黄芪 30g,党参 30g,炒白术 15g,山药 30g,云茯苓 30g,仙鹤草 30g,吴茱萸 5g,木香 10g,金樱子 15g,郁李仁 15g,柏子仁 15g,柴胡 10g,升麻 10g,枳壳 15g,炙甘草 10g。

10 剂,水煎分服,每日 1 剂。

2006 年 5 月 11 日三诊:服上药后大便较前变软,2 ~ 3 日 1 次,便后左少腹酸痛减轻,腹部胀满感消失,排气多,心慌缓解,精力充沛,脉弦,舌质暗红,苔薄白。

处方:黄芪 30g,党参 30g,炒白术 15g,山药 30g,云茯苓 30g,仙鹤草 30g,吴茱萸 5g,木香 10g,高良姜 4g,金樱子 15g,柴胡 10g,升麻 10g,枳壳 25g,炙甘草 10g。

5 剂,水煎分服,每日 1 剂。

2006 年 5 月 25 日四诊:服上药后大便较前明显变软,2 日 1 次,饮食不洁后腹泻 2 次,但无腹部酸痛感,心慌症状消失,精力日渐充沛。既往因月经持续近 20 天余致贫血,脉弦,舌质暗红,苔薄白。

处方:当归 10g,炒白术 15g,党参 30g,黄芪 30g,茯苓 30g,远志 15g,酸枣仁 30g,木香 10g,延胡索 15g,大枣 6g,熟地黄 15g,女贞子 20g,吴茱萸 6g,乌梅 15g,生牡蛎 30g。

5 剂,水煎分服,每日 1 剂。

按:本案从舌质脉象可见患者为脾虚气滞证,故一诊给予黄芪、党参、炒白术、山药健脾益气,并配以仙鹤草补虚;少腹疼痛多为厥阴肝经有寒,故用吴茱萸、高良姜散寒止痛,服后大便稍成形,但仍有腹痛。二诊、三诊继续给予健脾益气、散寒止痛中药,并加柴胡增强疏肝理气之功,升麻升阳止泻,服后大便明显好转,质软,每日 2 次。四诊给予六君子汤加减大补元气,调理因月经过多导致的贫血,后期随访贫血症状明显缓解。

肠功能紊乱

案 李某,男,16 岁,2008 年 7 月 29 日初诊。

主诉:大便带黏液不成形,伴腹痛 5 年余,脉微数,舌质暗红,苔白。诊断:肠功能紊乱。

处方:黄芪 20g,党参 30g,炒白术 15g,山药 30g,云茯苓 30g,仙鹤草 30g,诃子皮 10g,高良姜 5g,吴茱萸 5g,金樱子 15g,炒山楂 15g,生牡蛎 30g,炙甘草 10g。

7 剂,水煎服,每日 1 剂。

药后患者腹疼缓解,大便成形,继续巩固治疗 1 个月。

按:患者腹泻、腹痛,脉微数,舌质暗红,苔白,属脾胃虚弱。治以补益脾胃气虚的基础方四君子汤加黄芪、山药健脾益气,仙鹤草、诃子皮、金樱子收涩止泻,

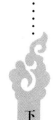

吴茱萸、高良姜温中止痛,辨证准确,选方遣药精当,故疗效确切。

案 贾某,男,44岁,2008年8月21日初诊。
主诉:少腹痛,便后腹痛缓解,大便稀带黏液(每日3~4次),伴胃脘时有饥饿感,脉浮弦,舌质紫暗,苔黄腻。诊断:①肠功能紊乱;②胃炎。

处方:黄芪30g,党参30g,炒白术15g,山药30g,云茯苓30g,乌梅20g,姜片15g,炒山楂15g,高良姜5g,吴茱萸4g,木香10g,生牡蛎30g,全蝎10g,钩藤30g(后下)。

5剂,水煎服,每日1剂。

2008年8月26日二诊:腹痛明显好转,时有口渴。上方加天花粉15g、生姜5g,7剂,水煎服,每日1剂。

2008年9月9日三诊:病情明显好转,脉有力,舌质暗红,苔白。上方加诃子肉10g,7剂,水煎服,每日1剂。

2008年9月16日四诊:病情基本痊愈,上方去吴茱萸加禹余粮15g、石榴皮15g,7剂,水煎服,每日1剂。

按:患者腹泻、腹痛,属中焦虚寒,脾胃虚弱。治以四君子汤加黄芪、山药健脾益气,乌梅收涩止泻,吴茱萸、高良姜、木香等温中行气止痛。辨证加减。本病例提示我们要正确辨证,依证立法,依法立方。

腓肠肌痉挛综合征

案 李某,女,60岁,2010年7月17日初诊。
主诉:左小腿间断性疼痛10年余。症见:左小腿强直性痉挛,牵掣痛如扭转,持续数十秒至数分钟,时有胸闷、心慌、头晕。大便每日2~3次,纳眠可,脉沉弦,舌质暗红,苔白腐。检查:左侧腓肠肌触痛,双膝关节可闻及响声,血压:145/90mmHg。诊断:①左腓肠肌痉挛;②高血压。

处方1:黄芪30g,丹参25g,夏枯草30g,川续断30g,桑寄生30g,白芍15g,防己15g,木瓜15g,鸡血藤30g,忍冬藤10g,杜仲15g,怀牛膝15g,炙甘草10g。

5剂,水煎分服,每日1剂。

处方2:当归20g,白芷15g,延胡索20g,伸筋草30g,高良姜30g,乳香15g,没药15g。

2剂,水煎封包热敷,每日2次。

2010年7月24日二诊:腓肠肌痉挛次数减少,疼痛减轻,两膝关节响次数减少。脉弦,舌质暗红,苔薄白。血压:120/78mmHg。按一诊处方1加豨莶草20g,5剂,水煎分服,每日1剂。按一诊处方2加豨莶草40g、川芎20g,2剂,水煎封包热敷,每日2次。

2010年7月29日三诊:偶有腓肠肌痉挛,发作持续时间较前明显变短,偶有两膝关节响,大便每日2~3次,质软,脉弦,舌质暗红,苔白腐。守上方继续治疗。

2010年8月28日四诊:偶有因天气寒冷腓肠肌痉挛,但发作持续时间多为10秒左右,疼痛程度较前明显缓解,偶有膝关节响,脉弦,舌质暗红,苔薄白。按一诊处方1加豨莶草20g、乌药15g、桂枝10g,7剂,水煎分服,每日1剂。按一诊处方2加高良姜30g、生姜20g,2剂,水煎封包热敷,每日2次。

药后病愈。

按:肝主筋,筋主运动,肢体拘急痉挛,当责之肝与筋,故以白芍、木瓜、防己、桑寄生柔肝舒筋、利关节,鸡血藤、忍冬藤舒筋活络;肝肾同源,《张氏医通》曰:"精不泄,归精于肝而化清血。"即为肾精化为肝血,肾精肝血,一荣俱荣,一损俱损,休戚相关,故加川续断、杜仲、怀牛膝以补肝肾,强筋骨;丹参、夏枯草通行血脉;豨莶草、乌药、桂枝祛风湿、利关节,温补肝肾。

肠瘘合并周围感染

案 陈某,女,71岁,2013年12月3日初诊。

主诉:腹部疼痛伴切口漏粪1年余。患者肾癌术后放疗25年,1年前切口处出现溃疡瘘口,24h漏出稀粪液约2kg。患者有高血压、心脏病、糖尿病25年。检查:右腹部手术切口有一漏口,散在分布脓头7个,向外排出黄色脓液带粪渣,周围红肿,有约7cm×10cm色素沉积;结肠造影示:肠瘘;腹部CT示:肠瘘位于肾癌手术区域,不排除肿瘤复发。脉结代,舌质淡红,苔薄黄。诊断:①肠瘘合并周围感染;②高血压;③糖尿病;④心脏病。

处方:黄芪30g,党参30g,炒白术20g,炒山药20g,薏苡仁30g,皂角刺10g,鸡内金15g,甘草10g。

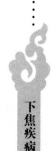

7剂,水煎分服,每日1剂。

2013年12月12日二诊:服上药后患者腹痛明显减轻,大便先干,后不稀,每日1次,量少,现腹部瘘口排出液体量较前明显减少,24h约流出750g液体,嗳气、畏寒、怕冷较前减轻。脉结代,舌质暗红,苔白。上方加吴茱萸3g、高良姜3g,7剂,水煎分服,每日1剂。

2013年12月18日三诊:患者怕冷症状较前缓解,腹部稍感舒服,腹部流液体较前明显减少30%～40%,精神见好。诉腹部切口右侧出现核桃大小脓包,自行用针刺破,排出脓液后腹部手术切口处排出大便,每周反复1次,现脓包变大。患者诉现流涕,虚热,出汗,感觉浑身酸软乏力,左半侧头部受风后凉、痛、麻感觉明显,牙痛,手指疼痛,腿痛,有胆囊炎。脉结代,较前有力,舌质紫暗,苔厚腻。上方加金银花15g,7剂,水煎分服,每日1剂;另黄蜡200g、巴豆100g、血竭10g,加热搅匀外敷患处。

2013年12月26日四诊:患者3天前受凉后感冒,体温36.8℃,肠鸣,胃痛欲吐,嗳气,大便每日2次,先干后不稀,脉结代,较前有力,舌质红紫,苔厚腻。一诊方去皂角刺、炒白术,加吴茱萸3g、高良姜3g、桂枝5g、白及10g、生白术15g,7剂,水煎分服,每日1剂;另取血竭3g、黄精100g、黄蜡200g,加热搅匀外敷患处。

按:本案可辨证为脾虚湿盛证。给予健脾祛湿,辅以皂角刺透脓外出。

腹　泻

案 周某,女,57岁,2009年7月7日初诊。

主诉:便溏10月余,伴头晕2个月。症见:大便不成形,便后心慌,每日8～10点头晕、恶心、乏力,15点后自觉浑身有力,头晕减轻,睡眠差,每日须服用安眠药方能入睡,多梦,睡眠时间短,醒后即感头身昏沉,劳累后加重,胸闷昼重夜轻,脉弦硬,舌质暗红,苔白腐厚。B超(2009年4月9日)示:肝囊肿。检查:形体消瘦,胃部和两少腹叩击痛。胃下垂征(+)、中脘(+)、胆明(+)、右天枢(+)。血压:104/68mmHg。诊断:①腹泻;②胃下垂;③胆囊炎;④心肌缺血。

处方:黄芪20g,党参30g,炒山楂15g,炒白术15g,山药30g,云茯苓30g,柴胡10g,升麻10g,鸡内金10g,高良姜4g,五味子10g,炙甘草10g。

7剂,水煎分服,每日1剂。

2009年7月14日二诊:服上药后食欲见好,胸闷、头痛症状缓解,大便不成形,每日1次,脉弦硬,舌质暗红,苔白腐。按原方,7剂,水煎分服,每日1剂。

2009年7月21日三诊:便后心慌症状消失,头晕、眼疼、浑身乏力、恶心症状消失,大便成形,每日1次,脉弦,舌质暗红,苔白腐。血压:112/72mmHg。一诊方加天麻10g,7剂,水煎分服,每日1剂。

按:患者便溏10月余,伴头晕2个月,加之形体消瘦,胃下垂征(+)、中脘(+)、胆明(+)、右天枢(+),胃部和两少腹叩击痛,属于脾胃虚弱,故用补中益气汤加减,以益气升提,配合五味子以收涩止泻,山楂、鸡内金以健脾助消化,诸药配合,效果明确。

案 陈某,男,67岁,2006年7月13日初诊。

主诉:大便稀,排便次数多,每日2~3次,持续4年。症见:大便每日2次,不成形。血压:145/95mmHg。脉沉弦,舌质暗红,苔白腐。诊断:①腹泻;②高血压病。

处方:黄芪20g,丹参20g,金樱子15g,仙鹤草20g,山药30g,云茯苓20g,车前子20g(包煎),吴茱萸5g,木香6g,高良姜4g,夏枯草20g。

4剂,水煎分服,每日1剂。

2006年7月27日二诊:服上药后症状明显好转,大便每日1次,不多,不稀,腹不痛,脉沉弦,舌质暗红,苔白。守上方加儿茶6g,5剂,水煎分服,每日1剂。

按:本方仍体现出健脾益气、收敛固涩在治疗脾虚泄泻的重要性,方选健脾益气、补益肝肾的中药,培补先后天之本。

案 郝某,女,58岁,2006年5月9日初诊。

主诉:腹泻伴脐周腹痛7年余。自诉近7年余每食生冷、辛辣、油腻之物均可腹泻、腹痛,大便每日3~4次,偶有心悸。1天前腹泻加重,每日9次,脉结,舌质暗,苔薄白。诊断:①腹泻;②心悸。

处方:黄芪15g,党参30g,炒白术15g,山药30g,云茯苓30g,炒麦芽15g,炒神曲15g,焦山楂15g,吴茱萸5g,木香10g,仙鹤草20g,乌药15g,瓦楞子30g,生甘草10g。

5剂,水煎分服,每日1剂。

按:患者本为脾胃虚弱,服用生冷、辛辣、油腻之品后,脾胃无力运化,故见腹泻,故以益气健脾、理气止痛为治则,运用黄芪、党参、炒白术等益气健脾,并配以焦山楂、炒麦芽、炒神曲开扩胃囊,吴茱萸、乌药理气止痛。5剂后,患者诉症状好转,并嘱患者可长期服用四君子汤,以助于补脾益气。

案 沈某,男,67岁,2011年2月22日初诊。

主诉:大便次数增多3年半。症见:大便每日3~6次,左少腹疼痛,腹胀。自2月21日水样便,有黏液和泡沫,每日5次,伴有口苦、耳鸣、失眠、头晕20年余,胸闷、胸痛,舌质暗红,苔白腻,脉弦。脑CT示:脑萎缩。胃镜(2010年9月2日)示:①胆汁反流性胃炎;②十二指肠降段憩室。病理诊断:(胃底体交界处)慢性浅表性胃炎伴充血、水肿及灶性腺体肠上皮化生;检查:上腹正中有一条索状物,叩击痛,并伴有左少腹痛。中脘(+)、左天枢(+)、降输(+↑)、升输(+)、胆明(+)。血压:140/90mmHg。诊断:①腹泻;②胃炎;③胆囊炎;④高血压。

处理:①益寿胶囊,2瓶,每日3次,每次4粒。

②清消合剂,7盒,每日3次,每次2支。

2011年4月7日二诊:患者服用上药7日后,于3月16日在本院做结肠息肉摘除术,未发现有肠炎症状。患者现大便每日2~3次,量少,带有少量泡沫,无血和黏液,矢气多,左少腹时痛。患者于2月20日大腿内侧和左腰部发生带状疱疹,已愈,但现在局部有痒痛感,脉沉弦,舌质暗红,苔白厚腻。空腹血糖:7.98mmol/L(参考值:3.15~6.19mmol/L);甘油三酯:2.49mmol/L(参考值:0.56~1.7mmol/L)。

处方:黄芪30g,苦参20g,炒白术15g,山药30g,云茯苓30g,仙鹤草30g,生牡蛎30g,金樱子15g,高良姜5g,炙甘草15g。

7剂,水煎分服,每日1剂。

2011年4月14日三诊:现原患有带状疱疹处已无痒痛感,但左少腹仍有疼痛,大便基本成形,每日2次,有时质稀,有泡沫,矢气多,睡眠较前有明显改善。脉弦,舌质暗红,苔后部厚腻。按上方加骨碎补15g,7剂,水煎分服,每日1剂。

2011年5月26日四诊:患者诉服上药后大便每日1~2次,有时不成形,无血和黏液,左下腹疼痛,自觉左下腹局部时有硬块,有时消失,耳鸣,睡眠差,左下肢(阳明经分布区)按压痛,脉弦,舌质暗红,苔薄黄,舌苔后2/3厚腻。按一诊方加淫羊藿15g、川芎10g、钩藤30g(后下),7剂,水煎分服,每日1剂。

2011年6月16日五诊:现大便每日1次,基本成形,睡眠转好,但左少腹疼痛,有时牵引右少腹痛,时有腹胀,耳鸣,足心出汗,阴囊出汗,左下肢(阳明经)疼痛明显减轻,饮食可,脉弦,舌质暗红,苔白厚但较前薄。按一诊方加蝉蜕15g、淫羊藿15g,7剂,水煎分服,每日1剂。

2011年6月30日六诊:患者现精神状态见好,大便每日1~2次,基本成形,无血和黏液,左少腹疼痛较前明显缓解,左下肢疼痛已接近消失,睡眠情况较前明显改善,已6周未服用安眠药,足心发热、出汗症状基本消失,但舌苔变化时轻时重,脉弦,舌质暗红,苔黄稍厚。按五诊方加补骨脂15g、川芎10g,7剂,水煎分服,每日1剂。

2011年7月14日七诊:患者现大便成形,每日1~3次,无血和黏液,左少腹疼痛,舌苔多在每日18点后变厚,耳鸣不减,口苦、口干,饮水不少,口中乏味,脚部出汗,髋关节疼痛,脉弦,舌质暗红,苔黄稍薄。按一诊方加豨莶草20g、骨碎补15g、薏苡仁30g,7剂,水煎分服,每日1剂。

2011年8月11日八诊:患者诉因吃生桃致大便每日6次,持续2天,余均为黄色软便,便前矢气多,右下肢压痛,耳鸣,舌苔均匀,但舌根部较厚,体力逐渐恢复。脉弦,舌质暗红,苔黄。按一诊方加淫羊藿15g、熟地黄10g、川芎10g,7剂,水煎分服,每日1剂。

2011年8月18日九诊:现大便每日1~2次,成形,量少,少腹胀痛,近3个月来未服用安眠药每日睡眠5~6小时,口干、口苦。按一诊方加夏枯草20g、淫羊藿15g,生牡蛎改为珍珠母20g,7剂,水煎分服,每日1剂。

2011年9月24日十诊:现大便每日1~2次,成形,少腹胀痛缓解,4天来舌苔无灰白变厚,耳鸣,口干、口苦。脉弦,舌质暗红,苔薄黄。按一诊方加补骨脂15g、枸杞子15g,7剂,水煎分服,每日1剂。

2011年10月11日十一诊:现大便每日1~2次,偶有3次,多与饮食有关,腹胀痛已不明显,舌苔基本变薄,血压在逐步降低,血压:140/78mmHg。脉弦硬,舌质暗红,苔白稍厚。按上方加蝉蜕15g、黄精15g,7剂,水煎分服,每日1剂。

2011年10月25日十二诊:患者现大便每日1~2次,但基本不成形,时有喷血,血量少,下肢疼痛较轻,舌苔时厚时薄,耳鸣,血压:130/80mmHg。脉弦,苔白厚腻。

处方:黄芪30g,党参30g,丹参20g,炒山药30g,云茯苓30g,仙鹤草30g,淫羊藿20g,川芎10g,金樱子20g,炒山楂15g,乌梅15g,赤石脂30g,黄精15g,生龙骨30g,菟丝子15g。

7剂,水煎分服,每日1剂。

2011年11月1日十三诊:患者现大便每日1~2次,成形,质软,下腹痛不明显,舌苔时轻时重,偶有入睡困难,但仍可入睡,耳鸣,血压:130/80mmHg。脉弦硬,舌质暗红,苔白厚。按上方去赤石脂,加厚朴10g、白花蛇舌草15g,7剂,水煎分服,每日1剂。

按:中医学认为,腹泻之本,无不由于脾胃,盖胃为水谷之海,而脾主运化,使脾健胃和,则水谷腐化而为气血以行营卫。若饮食失节,寒温不调,以致脾胃受伤,则水反为湿,谷反为滞,精华之气,不能运化,乃致合污下降,而泄泻作矣。生理状态下,胃主降,脾主升,脾胃健旺,则消化吸收功能正常。如果各种致病原因,导致脾胃功能失常,则发生腹泻。王老师认为腹泻的主要病变部位在于脾胃与大肠、小肠,脾虚湿胜是导致本病发生的重要因素。外因与湿邪关系最大,湿邪侵入,损伤脾胃,运化失常,即所谓"湿胜则濡泄"。内因与脾虚关系最为密切,脾虚失运,水谷不化精微,湿浊内生,混杂而下,发生泄泻。肝肾所引起的泄泻,也多在脾虚的基础上产生。脾虚失运,可造成湿盛,而湿盛又可影响脾的运化,故脾虚与湿盛是互相影响,互为因果的。本病治疗辨证论治,随证加减。

泄 泻

案 张某,女,62 岁,2008 年 10 月 14 日初诊。

主诉:间断性腹泻伴腹痛 4 年余。症见:间断性腹泻,遇冷则腹泻,大便每日 3~4 次,质稀,不成形,排大便前腹痛,便后疼痛缓解,面肌痉挛,口腔和舌部常因痉挛发作被咬伤,每日痉挛发作持续时间不等,咬伤部不易愈合,眼睛干涩,鼻干,纳眠一般。脉弦硬,舌质暗红,苔薄白。检查:面部眼和口部肌肉持续行收缩、痉挛;上腹正中有一条索状物,叩击痛。中脘(+)、脘1(+)、天枢(+)、胆明(+)。诊断:①腹泻;②胃炎;③面肌痉挛;④胆囊炎。

处方:黄芪 20g,丹参 25g,山药 30g,茯神 30g,僵蚕 15g,全蝎 10g(久煎),钩藤 30g(后下),石菖蒲 15g,生龙骨 30g,生牡蛎 30g,鸡血藤 20g,白芍 15g,炙甘草 10g,高良姜 5g。

7 剂,水煎分服,每日 1 剂。

2008 年 11 月 11 日二诊:服上药后大便次数减少,大便每日 2 次,不稀,腹部时有疼痛,面肌痉挛时有咬伤,脉弦,舌质淡红,苔薄白。按上方加蜈蚣 2 条、禹余粮 15g、桂枝 6g,7 剂,水煎分服,每日 1 剂。

2008 年 11 月 25 日三诊:服上药后大便每日 2 次,时有每日 1 次,不稀,成形,不带血,腹部疼痛症状消失,卧位时偶有眩晕,眼部时有干涩,右胁部时有疼痛,血脂稠,咬舌次数较前明显减少。按一诊方加蜈蚣 2 条、三棱 10g、莪术 10g、生山楂 15g,7 剂,水煎分服,每日 1 剂。

按:患者老年女性,后天失养,脾胃虚弱,而出现间断性腹泻,遇冷则泻,脾病及肝,即土侮木,而出现肝风内动,面肌痉挛。故应在益气健脾基础上加用搜风止痉的虫类药物,如全蝎、蜈蚣。据《本草纲目》和《中国药典》载,全蝎具有熄风镇痉、消炎攻毒、通络止痛的功能；蜈蚣具有熄风解痉的功能，用于风症痉痛。禹余粮具有涩肠止泻的功能。龙骨具有重镇安神、敛汗固精、止血涩肠、生肌敛疮的功能，牡蛎具有重镇安神、潜阳补阴、软坚散结、收敛固涩的功能，两药共用，亦加强涩肠止泻之功。

案 韩某,女,52 岁,2007 年 6 月 16 日初诊。

主诉:腹泻 2 年余。症见:腹泻,每日 2 ～ 3 次,6 月 15 日大便 5 ～ 6 次,伴有少许黏液,腹痛,肠鸣,口臭,肛门下坠感明显,失眠,多梦,多汗,嗳气,脉沉弦,舌质紫暗,苔白腐。检查:上腹正中有一条索状物,伴少腹痛。中脘(+)、天枢(+)、归来(+)。血压:110/82mmHg。诊断:①腹泻;②胃炎;③胆囊炎。

处方:黄芪30g,党参30g,五味子15g,玉竹15g,炒山楂20g,仙鹤草30g,乌梅20g,白术炭30g,吴茱萸5g,木香10g,高良姜4g,蒲公英15g,瓦楞子30g,山药60g,云茯苓30g,柴胡10g,炙甘草10g。

5 剂,水煎分服,每日 1 剂。

2007 年 6 月 23 日二诊:大便每日 1 ～ 2 次,肠鸣,夜间心悸,脉弦,舌质红,苔薄白腐。按上方加代赭石10g、桂枝10g、鹿角胶10g(另包),5 剂,水煎分服,每日 1 剂。

2007 年 8 月 11 日三诊:因下肢外伤来复诊,现大便每日 1 次,不成形,8 月10 日食苹果后大便每日 2 次,质稀,嗳气,脉弦,舌质暗红,苔白腐。按一诊方加代赭石10g、姜半夏10g,7 剂,水煎分服,每日 1 剂。

2007 年 9 月 6 日三诊:大便每日 1 次,9 月 5 日因食凉致大便每日 5 ～ 6 次,全身疼痛,少腹疼痛明显,脉弦,舌质暗红,苔薄白。按一诊方加藿香15g,18 剂,水煎分服,每日 1 剂。

2007 年 9 月 27 日四诊:前一段时间因病服用青霉素后腹泻,大便每日 5 次,现肠鸣,下坠感明显,大便每日 1 次,脉有力,舌质暗红,苔灰白。

处方:黄芪30g,党参30g,木蝴蝶15g,青果10g,冬凌草15g,金樱子20g,五味子15g,玉竹15g,炒山楂20g,瓦楞子30g,蒲公英15g,吴茱萸4g,桔梗15g,甘草10g。

10 剂,水煎分服,每日 1 剂。

按:胃炎归属中医学中的"胃脘痛""胃痞"范畴。可辨证分为肝胃不和、脾胃气虚、脾胃湿热、胃阴不足、胃络瘀血 5 个证型。凡胃痛日久不愈者,无论是病邪阻滞、气滞,还是郁热、阴虚胃热或脾胃虚寒,均可形成瘀血凝滞,所谓"久病多瘀,久痛入络",加之久病多虚,正气易伤,导致气血、阴阳亏虚,临床尤以气阴亏虚多见。

案 韩某,女,35岁,2007年3月20日初诊。

主诉:腹泻、腹胀2年余,加重伴腹痛1周。症见:腹胀、腹泻,便质稀,带血和黏液,每日7~8次,腹痛,伴有胸部疼痛,畏寒,乏力,头晕,心慌,纳可,眠差,脉迟,舌质暗红,苔白腐。结肠镜示:慢性结肠炎。心电图示:频发室性早搏二联律。诊断:①腹泻;②胃炎;③心悸。

处方:黄芪30g,丹参30g,五味子15g,玉竹15g,炒山楂20g,熟地黄炭20g,金樱子15g,薤白15g,儿茶6g,赤石脂30g,生龙骨30g,生牡蛎30g,红花10g,苦参15g,红参10g(另煎),云茯苓30g,山药30g,炙甘草10g。

7剂,水煎分服,每日1剂。

2007年3月22日二诊:昨晚因服用凉药后大便5次,质稍稀,胸部、腹部疼痛减轻,仍有头晕,脉迟,舌质暗红,苔白腐。

处方:红参10g(另煎),麦冬15g,五味子15g,山药30g,茯神30g,椿根炭20g,白鲜皮炭20g,炙甘草10g。

5剂,水煎分服,每日1剂。

2007年3月27日三诊:大便每日5~6次,质软,仅1次大便带少量血和黏液,心慌较前缓解,脉沉弦,舌质暗红,苔白腐。

处方:黄芪30g,丹参30g,五味子15g,玉竹15g,炒山楂20g,熟地黄炭30g,金樱子15g,薤白15g,儿茶5g,赤石脂30g,山药30g,天麻15g,茯神30g,石榴皮15g,炙甘草10g。

7剂,水煎分服,每日1剂。

2007年4月24日四诊:大便次数明显减少,每日1~2次,质软,无黏液和血便,夜间伴有肠鸣,偶有胸部疼痛,头晕症状缓解,脉迟,舌质暗红,苔薄白。

处方:黄芪30g,丹参30g,党参30g,金银花30g,五味子15g,玉竹15g,炒山楂15g,熟地黄炭30g,金樱子15g,薤白15g,儿茶5g,赤石脂30g,山药30g,天麻15g,茯神30g,石榴皮15g,炙甘草10g。

12剂,水煎分服,每日1剂。

按:患者长期腹泻、便血,导致气阴两伤,故治疗上以健脾益气,养阴补血,收敛固涩为治则。二诊患者因服用凉药后出现腹泻,胸部、腹部疼痛、头晕,此为寒凉之品伤及脾阳,故运用红参大补元阳,配以健脾止泻,益气养阴之品。三诊、四诊加以天麻,《神农本草》中记载"天麻与黄芪并用使清阳上升,浊邪外散,借以甘草奠之"。

克罗恩病

案 冯某,女,35岁,2010年8月17日初诊。

主诉:大便次数增多伴黏液脓血便4年余,加重半年。症见:与家人争吵后出现大便次数增多,每日4～5次,带有黏液脓血,腹痛,腰痛,烦躁,纳差,夜尿频,恶心,反酸,眠差,头晕,入睡困难,胸闷、胸痛,脉弦,舌质淡红,苔白腐。病理检查(2007年10月17日)示:①结肠黏膜慢性炎,溃疡形成;②慢性阑尾炎;③慢性胆囊炎;病理检查(2008年5月4日)示:符合克罗恩病;结肠镜(2010年6月13日)示:克罗恩病(因患者2次手术病理均诊断为克罗恩病,未再次活检);上腹手术瘢痕可见。检查:上腹正中触痛,叩击痛,左少腹触痛明显。中脘(＋＋)、降输(＋↑)、胆明(＋↑)。诊断:①克罗恩病;②胃炎;③胆囊炎。

处方:黄芪30g,党参30g,炒白术15g,山药30g,灵芝15g,云茯苓30g,仙鹤草30g,乌梅15g,禹余粮15g,吴茱萸3g,高良姜5g,炙甘草10g。

5剂,水煎分服,每日1剂。

2010年8月26日二诊:患者8月25日做腹部B超示:①慢性浅表性胃炎伴浅糜烂;②胃下垂;③十二指肠球炎;④右侧结肠区实性包块;⑤慢性结肠炎;⑥胆囊已摘除。服上药后精神见好,大便每日3～4次,无血,黏液量少,有食欲,眠差,腹痛,腰痛,脉弦,舌质淡红,苔白腐。按上方加补骨脂15g,5剂,水煎分服,每日1剂。

2010年9月2日三诊:患者腰痛明显缓解,大便每日2次,无血,黏液量减少,腹痛,眼困重,眠差,入睡困难,纳差,口角糜烂,脉弦,舌质淡红,苔白腐。按一诊方加补骨脂15g、骨碎补15g,7剂,水煎分服,每日1剂。

2010年9月7日四诊:患者诉服上药后已不腰痛,仅腹痛2次,腹部微凉,大便每日2次,无血,黏液量明显减少,睡眠见好,脉弦,舌质淡红,苔白腐。按上方加鹿角霜20g、生姜3片,7剂,水煎分服,每日1剂。

按:恼怒伤肝,木失条达,肝郁气滞,气机不畅,而致腹痛;横逆犯脾,运化失职,湿从中生,而致泄泻;气机不畅,肠内阻塞,食积、痰凝、瘀积化热而致肠痈;气机不畅,脉络受阻,血行不畅,气滞血瘀,渐成积聚;积而腑气不通,则成肠结。饮食劳倦久伤,脾胃虚弱,脾阳不振,寒凝气滞,则腹痛;脾胃虚弱,不能运化水谷,

117

下焦疾病

水谷停滞,清浊不分,混杂而下,而致泄泻;泄泻日久,脾病及肾,脾肾同病,肾中阳气不足,命门火衰,既不能温养脾土,又不能固摄二便,则泄泻不止,夜尿增多。甚则水湿内停,泛于肌肤,日久正气难复,精气耗损,逐渐转成虚劳,病情危笃,预后欠佳,即"五脏之病,穷必归肾"也。

五更泻

案 姜某,男,55岁,2008年1月5日初诊。

主诉:晨起腹痛腹泻,伴胃部胀痛1年余。症见:患者晨起腹痛腹泻,便后痛减,每日2~3次,大便稀溏。脉沉有力,舌质暗红,苔薄白。既往史:胆囊小息肉、慢性萎缩性胃炎。检查:上腹剑突下触痛。中脘(+)、胆明(+)。诊断:①五更泻;②胆囊炎伴息肉;③胃炎。

处方:黄芪15g,白术炭30g,山药30g,云茯苓30g,吴茱萸4g,木香10g,高良姜5g,蒲公英15g,金樱子15g,太子参30g,乌梅15g,陈皮15g,桂枝10g,炙甘草10g。

3剂,水煎服,每日1剂。

2008年1月10日二诊:服药后腹不胀,今日自觉头晕,上方加砂仁10g,焦麦芽、焦山楂、焦神曲各10g,5剂,水煎服,每日1剂。

2008年2月14日三诊:病情稍好转,有时恶心,呃逆,腹痛,便后痛减,一诊方去吴茱萸,加柴胡15g、金钱草15g,11剂,水煎服,每日1剂。

2009年3月4日四诊:病情明显好转,大便成形,每日1~2次,右肋前后不舒,一诊方加焦麦芽、焦山楂、焦神曲各15g,枸杞子15g,5剂,水煎服,每日1剂。

2009年7月28日五诊:病情基本愈,一诊方加僵蚕20g、高良姜6g、三棱10g、莪术10g、炒山楂15g、金钱草20g,5剂,水煎服,每日1剂。

按:泄泻基本病机变化为脾胃受损,湿困脾土,肠道功能失司,病位在肠,脾失健运是关键,同时与肝肾密切相关。患者泄泻日久,时值冬日,寒邪为甚,客于肠胃,故而腹痛,脉沉有力则见患者正气未虚,预后良好,辨证脾肾阳虚。治当温阳健脾止泻,以四君子汤和四神丸加减。黄芪、白术炭、山药、云茯苓、太子参等益气健脾,桂枝、吴茱萸、高良姜以温阳止泻,乌梅、金樱子酸敛收涩,配以行气之木香,共收温通之效,药到病轻,随证加减。

便 秘

案 暴某,女,23 岁,2008 年 4 月 3 日初诊。

主诉:大便干结,排便困难 1 年。患者 1 年来大便干结,3～4 日 1 次,腹胀,小腹痛,便后痛减,排便困难,面部痤疮明显,口干,口臭,月经来潮时眠差,腰痛,纳稍差,小便夜频。月经稍有血块,偶有腹胀,舌质红,苔黄,脉弦。诊断:便秘,胃肠实热证。

处方:金银花 30g,黄芪 20g,蒲公英 25g,紫花地丁 15g,山药 30g,云茯苓30g,知母 15g,野菊花 30g,甘草 10g。

7 剂,水煎分服,每日 1 剂。

2008 年 4 月 12 日二诊:患者自觉排便较前明显通畅,大便质软,1～2 日 1次,口干、口臭不明显。上方加大青叶 20g,黄芩 15g,7 剂,水煎服,每日 1 剂。药后便秘病愈,患者大便每日 1 次,排出通畅,面部痤疮消失。

按:《金匮要略·五脏风寒积聚病证并治》阐明胃热过盛,脾阴不足,以致大便干燥而坚。治疗以通下为主,应针对不同的病因病证采取相应的治法。此患者大便 3～4 日 1 次,小腹痛,面部有红点,脉弦,此为热象,以金银花、蒲公英、紫花地丁、野菊花寒凉药物清热解毒、泻下通便;患者经期腰痛,小便频,此为正虚,以黄芪、山药、云茯苓、知母、甘草健脾滋阴通便。

案 朱某,女,16 岁,2007 年 8 月 21 日初诊。

主诉:排便困难 1 年。患者大便干结,排便困难,3～5 日 1 次,排便时无力,无腹胀、腹痛,乏力,纳食差。检查:上腹正中处有一条索状物,叩击痛伴两少腹痛,中脘、脘 1(+)、脘 2(+)、天枢(+)、升输(+)、降输(+)、胆明(+),舌质暗红,苔薄黄,脉细。诊断:便秘,气虚证。

处方:黄芪 20g,生白术 50g,生龙骨 15g,生牡蛎 15g,白芍 40g,柴胡 15g,升麻 10g,枳壳 20g,甘草 10g。

7 剂,水煎服,每日 1 剂。

2007 年 8 月 30 日二诊:服上药病情好转,大便每日 1 次,便质软,排出仍困难,费力,量不多,夜间左少腹痛,矢气多,舌质暗红,苔薄黄,脉细。

处方:黄芪 30g,生白术 30g,白芍 20g,山药 30g,云茯苓 30g,金樱子 15g,佛

手 15g,荆芥炭 30g,柴胡 15g,仙鹤草 30g,焦麦芽、焦山楂、焦神曲各 10g,甘草 10g。

7 剂,水煎服,每日 1 剂。

2007 年 9 月 10 日三诊:大便已正常,每日 1 次,排出通畅,饮食可,仍腹部胀气,夜间矢气多。上方白术改为 20g,加砂仁 10g,7 剂,水煎服,每日 1 剂。药后病愈,症状消失。

按:便秘《素问》称"后不利"和"大便难"。认为便秘的形成乃因肠道热结津枯,如《素问·举痛论》曰:"热气留于小肠,肠中痛,外热焦渴,则坚干不得出,故痛而闭不通矣。"宋·朱肱《类证活人书》载有"大便秘",此名即与目前所称的"便秘"很接近。明·方贤在《奇效良方》中说:"气秘者,因气滞后重迫痛,烦闷胀满,大便结燥而不通。"而本患者即为此类,故在给予益气健脾的同时,给予疏肝理气之品,定能收到良效。

案 李某,男,56 岁,2012 年 3 月 10 日初诊。

主诉:排便困难半年余。患者半年前开始出现排出困难,大便时费力,便后不尽感,患者自行服用通便药物,效果不佳,现腹胀,大便 2～3 日 1 次,不干,排出困难,大便不尽感,舌尖暗红,苔白厚腻,脉滑数。诊断:便秘,气阴两虚证。

处方:黄芪 30g,太子参 30g,柴胡 15g,厚朴 15g,麦冬 20g,生白术 40g,生地黄 20g,熟地黄 20g,玄参 20g,柏子仁 20g,山药 30g,知母 20g,白芍 20g,甘草 10g。

7 剂,水煎服,每日 1 剂。

2012 年 3 月 18 日二诊:腹胀无便意,口干,大便每日或间日 1 次。上方加郁李仁 15g,生白术改为 60g,7 剂,水煎服,每日 1 剂。

2012 年 3 月 26 日三诊:腹胀,现大便每日 1 次,排气多,口干,夜尿多(每夜 4～5 次),脉有力,舌质暗红,苔黄腻。上方加金银花 30g、土鳖虫 10g、川芎 15g,7 剂,水煎服,每日 1 剂。

2012 年 4 月 10 日四诊:病情好转,仍口干、尿频,时下肢发凉。按一诊方加土鳖虫 10g、川芎 15g、蒲公英 30g、皂角刺 10g,7 剂,水煎服,每日 1 剂。

2012 年 4 月 21 日五诊:近 3 日未便,腹胀气多,腹不痛,排便通畅,无下坠及排便不尽感。

处方:黄芪 30g,党参 30g,太子参 30g,柴胡 15g,麦冬 30g,生白术 60g,生地黄 25g,熟地黄 25g,枳壳 20g,生山药 30g,生白芍 25g,知母 25g,天花粉 25g,土鳖虫 10g。

7 剂,水煎服,每日 1 剂。

药后病愈。

按:本案辨证为气阴两虚。给予黄芪、太子参、麦冬、生地黄、玄参补气养阴；柏子仁等润肠通便。

案 王某,女,75岁,2013年10月29日初诊。

主诉:大便排出困难10年余,伴全身乏力3个月。症见:大便排出困难,呈羊粪样,3日1次,伴全身乏力,气短,腹胀,无腹痛,纳眠差,患有高血压20年余,血压:170~120/100~60mmHg,患有糖尿病5年余,脉数,舌质暗红,苔白厚。检查:上腹部剑突下有一椭圆形阳性反应物,中脘(+)、天枢(+)、盲点(+)。诊断:①便秘;②胃炎;③糖尿病;④高血压。

处方:黄芪30g,沙参25g,银杏叶15g,生白术30g,生白芍15g,知母15g,柏子仁15g,夏枯草30g,生山药30g,玉竹15g,全瓜蒌20g,薤白15g,生甘草10g。

7剂,水煎分服,每日1剂。

2013年10月7日二诊:患者服药后大便干结症状稍缓解,大便2日1次,仍腹胀,气短,乏力,脉数,舌质暗红,苔白厚。一诊方加何首乌30g、草决明30g,10剂,水煎服,每日1剂。

2013年10月18日三诊:患者服药后,大便每日1次,大便质软成形,排便通畅,腹胀,气短症状明显减轻。二诊方继续服用10剂巩固疗效。

按:本案辨证为气阴两虚证,给予黄芪、沙参滋补气阴,配以柏子仁、玉竹润肠通便。

案 薛某,女,29岁,2012年4月17日初诊。

主诉:排便困难8个月。患者近8个月来因妊娠后自觉排便困难,排便时费力,便后不尽感,肛门坠胀不适,脐周疼痛。大便每日1次,便质稍干结。既往排粪造影示:直肠前突、直肠前壁黏膜脱垂、会阴下降。诊断:便秘。

处方:黄芪20g,党参30g,太子参30g,柴胡15g,枳壳20g,生白术60g,川芎15g,生地黄15g,生白芍40g,柏子仁30g,牛蒡子20g,甘草10g。

7剂,水煎服,每日1剂。

2012年4月25日二诊:服药后大便质软,排出通畅,可排净,上方继续治疗10剂,病情痊愈,未影响妊娠。

按:孕妇便秘病因主要是大肠传导受阻,原因有虚有实。虚者多因孕妇血虚肾亏或气血不运;实者大肠燥热,热灼津伤。妊娠期大便秘结不通,多日不解。面色无华,时觉头晕眼花,心悸,口干心烦,形体多瘦。治宜养血润燥,滋阴通便。方用四物汤(川芎、白芍、生地黄、当归)合增液汤(玄参、麦冬、生地黄)加木香。《金匮要略·妇人产后病脉证治》云:"新产妇人有三病,一者病痉,二者病郁冒,三者病大便难。"并概括指出"亡津液,胃燥,故大便难"。《校注妇人良方》对其病因病机和不同证型的治疗方法有较全面的论述:"若去血过多用'十全大补',

血虚火燥用"加味四物",气血俱虚用"八珍汤"。综观历代医家的观点,认为产后大便难是因产时失血伤津或阴虚,肠胃结热所致。主因是血虚津亏,肠道失润。产后失血,血水俱下;或产后多汗,汗出伤阴,阴液亏耗,不能濡润肠道,大便燥结,而致便秘。或因素体虚弱,产时气随血耗,气虚大肠传导无力,不能运行大便而致便秘。本病虚证居多,不可妄投苦寒通下之品,以免重伤阴液,损伤中气:①口干咽燥,舌苔薄黄少津者,加全瓜蒌、玉竹、石斛;②汗出心悸者,加麦冬、五味子;③胃胀闷不适者,加鸡内金、佛手;④汗出气短,精神倦怠,脉虚细者,去荆芥,加党参、黄芪;⑤口干咽燥,舌红少津,脉细数者,加桑葚、枸杞子。

案 王某,女,30岁,2013年2月19日初诊。

主诉:排便不畅2年。患者2年前无明显诱因出现排便困难,大便不干,排出不畅,2~3日1次,便后不尽感,患者自行间断服用果导片、番泻叶,效果不佳。症见:大便质软,排出不畅,大便2~3日1次,排便不尽感,稍感肛门下坠,时有腹胀,腹痛不适,饮食正常,舌质暗红,苔白腐,脉细弱。检查:上腹上2/3处有一条索状物,触痛伴两少腹痛。中脘(+)、脘1(+)、左天枢(+↑)、升输(+↑)、降输(+)、直点(+)、胆明(+↑)。行排粪造影示:直肠前突、直肠前壁黏膜脱垂、会阴下降。排粪造影示:结肠冗长。诊断:①便秘;②胃炎;③胆囊炎。

处方:黄芪30g,生白术15g,生白芍15g,焦麦芽、焦山楂、焦神曲各10g,鸡内金10g,黄精20g,海螵蛸20g,瓦楞子20g,茯神30g,甘草10g。

7剂,水煎服,每日1剂。

2013年2月27日二诊:现少腹痛,偶有腹胀,仍有排便困难,排便不尽。胃胀,吐酸水。原方基础上加乌梅15g,7剂,水煎服,每日1剂。

2013年3月7日三诊:服上药后患者诉排便较前明显好转,大便1~2日1次,排出尚通畅,腹胀、腹痛症状消失,恶心减轻,有食欲。原方基础上加厚朴10g、枳壳15g,10剂,水煎服,每日1剂。

2013年3月18日四诊:患者自觉排便困难症状明显减轻,大便每日1次,偶有2次,排便通畅,无排便不尽,脉有力,舌质红,苔白腐。原方继续服用14剂,巩固疗效,药后病愈。

按:便秘主要由大肠的传导功能失常所致,并与脾胃及肾脏有关。依发病特点可分虚实两类。实秘可分为热秘、气秘,虚秘可分为气虚、血虚、阴虚、阳虚。该患者小腹及肛门坠胀,便不尽感半年。脉肝弦、肾弱、心肝虚大,舌质暗红,少苔。可辨证为气秘,给予黄芪、生白术、生白芍补气健脾;焦麦芽、焦山楂、焦神曲、鸡内金消食和胃;海螵蛸、瓦楞子和胃制酸。二诊加乌梅增强和胃制酸功效。

便秘伴结肠黑变病

案 王某,女,53 岁,2010 年 1 月 16 日初诊。

主诉:排便困难 10 年余。患者有便秘病史 10 余年,大便干结,6～7 日 1 次,排出困难,腹胀不适,患者 10 年来长期服用芦荟胶囊、果导片、番泻叶等通便药物,服用后大便每日 1 次,量少,不服用时大便干结,多日不排,伴有口干、咽干,眠差,多梦。检查:上腹正中有一条索状物,剑突下有一条索状物,压痛。左天枢(＋)、胆明(＋)。血压:120/85mmHg,舌质紫暗,苔薄白,脉弦。结肠镜示:结肠黑变病;(乙状结肠)管状腺瘤,行结肠镜下切除;病理检查示:(乙状结肠)管状腺瘤。诊断:①结肠黑变病;②便秘。

处方 1:黄芪 30g,白芍 15g,三棱 10g,莪术 10g,山药 30g,云茯苓 30g,白花蛇舌草 15g,炒白术 15g,皂角刺 15g,炙甘草 10g。

10 剂,水煎分服,每日 1 剂。

处方 2:益寿胶囊,2 瓶,每日 3 次,每次 5 粒,口服。

2010 年 1 月 28 日二诊:服上药后大便每日 3～4 次,自 1 月 27 日起大便减少,口干,眠差,多梦,舌质紫暗,苔薄白,脉弦。按上方加乌梅 20g、僵蚕 15g,10 剂,水煎分服,每日 1 剂。

2010 年 2 月 9 日三诊:服上药后,前 3 天大便每日 1 次,排便顺畅,不干,随后出现大便质干,排便困难,近 4 天来未排大便,口干口苦,舌质紫暗,苔薄白,脉弦。按一诊方加知母 30g,白芍改为 30g,炒白术改为生白术 40g,7 剂,水煎分服,每日 1 剂。

2010 年 2 月 15 日四诊:服上药后大便每日 1 次,不干,量少排出尚通畅,无腹胀,仍口干、口苦,眠差,多梦,舌质暗红,苔白,脉弦。

处方:黄芪 30g,麦冬 30g,太子参 30g,党参 30g,生白术 50g,山药 30g,生白芍 30g,知母 30g,全瓜蒌 30g,生地黄 20g,熟地黄 20g,升麻 10g,厚朴 15g,枳壳 20g,牛蒡子 20g,高良姜 5g。

7 剂,水煎分服,每日 1 剂。

2010 年 2 月 23 日五诊:将上药 1 剂分 3 次服用,大便每日 2 次,排便通畅,口干、口苦症状缓解,睡眠可,舌质暗红,苔薄白,脉弦。按上方枳壳改为 30g,生地黄改为 30g,熟地黄改为 30g,牛蒡子改为 30g,加郁李仁 20g。10 剂,水煎分服,每日 1 剂。

2010 年 3 月 5 日六诊:患者服用上药后,大便每日 1 次,排出通畅,睡眠可,口干、口苦症状消失,舌质暗红,苔薄白,脉弦。建议患者将上药打碎装入胶囊,每日 3 次,每次 3~5 粒,患者服用半年后停药,大便正常,1 年后复查结肠镜,结肠黏膜仅少量色素沉着,与之前对比,结肠黑变明显减轻。

按:饮食入胃,经过脾胃运化,吸收其精华之后,所剩糟粕由大肠传送而出,即为大便。故《灵枢·营卫生会》篇说:"水谷者,常并居于胃中,或糟粕而俱下于大肠。"《素问·灵兰秘典论》亦谓"大肠者,传导之官,变化出焉"。若脾胃与大肠功能正常,则大便自然畅通。如大肠传导功能失常,粪便在肠内停留时间过长,粪质干燥或坚硬,即可形成便秘之病。便秘的基本病变,虽属大肠传导失常,但与脾胃肝肾等脏腑的功能失调有关。如阳明胃热过盛,热灼津液,津伤液耗,肠失所润,脾气不足,则气虚而传送无力,肝气郁结,气机壅滞,则气内滞而物不行。或气郁化火,火邪伤津,亦可使肠道失润,肾开窍于二阴而恶燥,又主五液,肾阴不足,则肠失濡润,肾阳不足,则阴寒凝滞,津液不通。故曰四者功能失调,皆为致秘之由。现代研究证明,长期服用蒽醌类泻剂可以导致结肠黑变病,结肠黑变病被认为是癌前病变,而对于结肠黑变病尚无特异性治疗,一般要求停用蒽醌类泻剂,肠黏膜可自行修复。

案 谷某,男,75 岁,2007 年 11 月 15 日初诊。

主诉:排便困难 10 年余。症见:大便排出困难,呈短细状,便意频,腹胀,头晕,头内侧针刺性疼痛,怕冷,时有汗出,嗳气,口苦、昼夜交替时加重,打喷嚏,流清涕,咳嗽,痰白稠,饮食一般,睡眠欠佳,小便淋痛,自觉周身疼痛,右上肢及右脸颊易颤,易急躁,血压高,脉弦,舌质暗红,苔白腐。检查:腹部手术瘢痕可见,上腹正中有一条索状物,叩击痛。中脘(+ ↑)、脘 1(+ ↑)、天枢(+ ↑)、胆明(+ ↑)。血压:166/74mmHg。诊断:①便秘伴结肠黑变病;②胃炎;③胆囊炎;④高血压病。

处方:黄芪 30g,丹参 30g,生白术 50g,生白芍 40g,柏子仁 20g,郁李仁 15g,桃仁 10g,柴胡 15g,升麻 15g,枳壳 20g,山药 30g,云茯苓 30g。

3 剂,水煎分服,每日 1 剂。

2007 年 11 月 17 日二诊:近来大便每日 1 次,有脓液,无便血,16 日上午做肠镜后未排大便,肠鸣,小便淋漓不畅,睡眠差,多梦,睡眠时间少,醒后头晕、心慌、气短、心烦,胸部刺痛,咳嗽,痰多,痰白稠,脉有力,舌质暗红,苔白腐。16 日做结肠镜示:①结肠黑病变;②结肠多发性息肉;③内镜下息肉切除术。心电图示:下壁、侧壁 ST 段改变;血压:160/80mmHg。

处方:黄芪30g,山药30g,云茯苓30g,仙鹤草30g,荆芥炭30g,柴胡15g,升麻15g,枳壳15g,陈皮15g,地榆炭20g,白花蛇舌草15g,蒲公英15g。

2剂,水煎分服,每日1剂。

2007年11月20日三诊:近来大便每日1次,量少,排便不顺畅,19日排大便带水,今天排便质干硬,腹部隐痛不适,心慌,气短,脉弦,舌质暗红,苔薄黄。血压:180/80mmHg。按二诊方加夏枯草30g、桑寄生30g、杜仲20g、钩藤30g,7剂,水煎分服,每日1剂。

2007年11月27日四诊:近来大便每日1次,量少,无便意感,腹胀,心慌,气短,急躁,饮食可,嗳气,小便淋漓、细,夜间5~6次,脉弦,舌质淡红,苔薄黄。按上方加天麻10g、地龙15g,14剂,水煎分服,每日1剂。

2007年12月29日五诊:排便困难,量少,小便淋漓,牙痛,肩背痛,心慌,气短,视物不清,饮食可,睡眠差,多梦,脉有力,舌质暗红,苔薄黄。按上方加芙蓉花15g、代代花15g,10剂,水煎分服,每日1剂。

2008年1月22日六诊:有时便溏,有时大便成水样,每日1~2次,量少,腹痛缓解,偶有腹胀,饮食可,眠差,脉弦,舌质暗红,苔薄黄。血压:170/80mmHg。

处方:黄芪30g,丹参30g,夏枯草30g,怀牛膝15g,桑寄生30g,金樱子20g,代代花15g,柴胡15g,升麻10g,枳壳20g,薏苡仁30g,大腹皮15g,杜仲15g,炙甘草10g。

10剂,水煎分服,每日1剂。

2008年3月8日七诊:近来大便每日1次,量可,腹胀缓解,心慌、气短、小便淋漓等症状较前有所缓解,下肢肿胀,B超(2008年3月1日)示:①左大隐静脉瓣重度功能不全;②右股深静脉、右大隐静脉瓣轻度功能不全。血压:160/80mmHg。

处方:黄芪30g,丹参30g,夏枯草30g,桑寄生30g,柴胡15g,云茯苓30g,山药30g,车前子30g(另包),薏苡仁30g,泽泻15g,生白术30g,槐米15g,瞿麦15g,骨碎补15g,知母15g,菟丝子20g,炙甘草30g。

7剂,水煎分服,每日1剂。

按:患者老年男性,排便困难10年余,老年患者体质虚弱,便秘多因脾虚肠燥,故治疗上不能以泻火通便为治则,以免伤及阴血,故以补气健脾、润肠通便为治则,方中黄芪、生白术培补脾土,脾土旺盛则肠道推动有力,再以生白芍、柏子仁、郁李仁、桃仁润肠通便,并加以枳壳理气。

下焦疾病

便 血

案 曹某,男,32 岁,2009 年 2 月 28 日初诊。

主诉:便血 1 月余。症见:患者 1 个月前因大便干结,排便时出现手纸染血,便时肛门疼痛不适,患者自行外用药物治疗,效果不佳,5 天前在本院就诊,被诊断为"陈旧性肛裂",给予消炎止痛洗剂外洗、黄连紫草膏外涂、痔疮栓纳肛,用后效果明显,现偶有便后肛门部疼痛,脉沉弦,舌质暗红,苔白腻。检查:肛门外无异常,因肛裂暂好未进行肛门镜检;上腹正中有一条索状物,无叩击痛。胆明(+)。诊断:①肛裂;②便血;③胃炎;④胆囊炎。

处方:黄芪 30g,丹参 30g,金银花 30g,知母 10g,黄芩 15g,山药 30g,云茯苓 30g,生地黄 10g,甘草 10g。

5 剂,水煎分服,每日 1 剂。

2009 年 3 月 5 日二诊:肛门部疼痛逐渐减轻,7 天无便血,2 天前大便 3 次,质稀,肠鸣,无腹痛,今日有便血,脉有力,舌质暗红,苔白厚。一诊方去知母、生地黄,加生牡蛎 30g、白及 15g,4 剂,水煎分服,每日 1 剂。

2009 年 3 月 14 日三诊:现已无便血,便后疼痛,成形,微干,脉有力,舌质暗红,苔薄白。按原方 3 剂,水煎分服,每日 1 剂。

按:《医宗金鉴·外科心法要诀》中说:"肛门围绕,折纹破裂,便结者,火燥也。"扼要阐述了因热结肠燥,或因阴虚津亏而致大便秘结,排便用力,使肛门皮肤裂伤,随后又继发感染,逐渐形成慢性、梭形溃疡。但也有因肛管狭窄、肛门湿疹、痔疮损伤等感染而发病。患者为"陈旧性肛裂",在健脾清热的基础上加用活血药物,以促进裂口愈合,定能收到良效。

案 杨某,女,66 岁,2008 年 2 月 5 日初诊。

主诉:大便时带血 2 个月。患者 2 个月来间断出现大便带血,出血量不多,色鲜红,大便每日 1 次,便质软,排出通畅,伴有心慌,动则气喘。既往史:混合痔、胆结石。脉洪大,舌质暗红苔白。诊断:便血。

处方 1:黄芪 30g,丹参 30g,柴胡 15g,黄芩 15g,生地黄 15g,熟地黄 15g,玉竹 20g,太子参 30g,麦冬 20g,知母 15g,蒲公英 20g,野菊花 20g,生山楂 20g,陈皮 15g,生白术 30g,焦麦芽、焦山楂、焦神曲各 15g,甘草 10g,地榆 20g。

7剂,水煎服,每日1剂。

处方2:大黄30g,芒硝30g,黄芩20g,生地黄20g,荆芥炭30g,椿皮30g,生甘草15g。

7剂,水煎外洗,每日1剂

2008年2月19日二诊:病情好转,舌质暗红,苔白厚腐,一诊处方1加仙鹤草30g、荆芥炭30g,7剂,水煎服,每日1剂。一诊处方2加地榆20g,7剂,水煎外洗,每日1剂,药后病愈。

按:患者老年女性,便血日久,心慌,动则气喘,结合舌脉,辨证为气阴两虚,气虚失于统摄,血溢脉外,阴虚则火旺,血液妄行,故给予滋阴清热之生地黄、熟地黄、玉竹、麦冬、知母、蒲公英、野菊花等,同时给予健脾益气之黄芪、太子参、生白术等,佐以健脾消食之焦麦芽、焦山楂、焦神曲,配止血之地榆、荆芥炭。再给予利湿消肿止血之外洗药物,配合应用,效果甚佳。

内 痔

符某,女,60岁,2013年12月7日初诊。

主诉:肛门肿痛半月余。患者肛门肿物脱出肛外,有肿痛感,服用西药致腹泻,肛门肿痛加重。症见:肛门肿痛,有肿物脱出,可用外力回托,每饭后大便,每日3~4次,便则肿物脱出肛外,无便血,体虚盗汗,脉弦无力,舌质暗红,苔白。诊断:内痔。

处方1:黄芪30g,党参30g,炒白术15g,炒山药25g,乌梅15g,金樱子15g,白花蛇舌草10g,生甘草10g。

5剂,水煎分服,每日1剂。

处方2:大黄30g,芒硝30g,黄连20g,蒲公英30g。

5剂,水煎外洗,每日1剂。

2013年12月14日二诊:患者肛周肿痛明显减轻,大便质软成形,每日1~2次,排出通畅,无肿物脱出,继续按原方口服及外洗治疗半个月,症状缓解。

按:患者肛门肿痛,有肿物脱出,可用外力回托,每饭后大便,每日3~4次,便则肿物脱出肛外,无便血,体虚盗汗,脉弦无力,舌质暗红,苔白。可辨证为脾虚气陷。给予黄芪、党参、炒白术、炒山药补气健脾;乌梅、金樱子、白花蛇舌草杀虫、收湿敛疮。大黄、芒硝、黄连、蒲公英清热解毒利湿。

血栓外痔

案 吴某,女,68岁,2009年7月7日初诊。

主诉:发现肛门外肿物20天余。症见:肛周有一椭圆形囊性肿物,小指甲盖大小,不痛不痒,无不适感,纳可,天热时眠差,脉弦,舌红,苔边薄,中部白腻有裂纹。检查:肛门外7点位有一椭圆形肿块,约1cm×0.6cm。诊断:血栓外痔。

处方:大黄30g,芒硝30g,三棱15g,莪术15g,蒲公英30g,桃仁15g,生甘草15g。

6剂,外洗,每日1剂。

按:局部外洗,以活血化瘀、消肿止痛为主。本案辨证属湿热下注证。大黄、芒硝清热解毒消肿,三棱、莪术、桃仁活血破血逐瘀,蒲公英清热解毒利湿。

案 周某,女,60岁,2009年2月14日初诊。

主诉:肛门部疼痛,大便时加重15天。症见:肛门部疼痛,肛门向外不易上收感,伴有脐部不适,耳鸣,大便每日1次,不带血,睡眠差,纳食可,脉弦,舌质暗红,苔薄白有津。检查:肛门右前方有一球状物,色紫暗,按压疼痛明显。诊断:血栓外痔。

处方:黄芪30g,党参30g,炒白术15g,山药30g,云茯苓30g,柴胡15g,升麻10g,玉竹15g,炒山楂20g,诃子肉10g,甘草10g。

5剂,水煎分服,每日1剂。

2009年3月3日:肛门部肿物变小,变软,不痛,仍有异物感,脉有力,舌质暗红,苔薄白。上方加枳壳15g,7剂,水煎分服,每日1剂。

按:血栓外痔是外痔的一种,以病因命名,在文献中可能属葡萄痔范围。葡萄痔之名出自《外科大成》。葡萄痔是因排便、负重等,使肛门小静脉破裂,瘀血凝滞,结于皮下而成。多发于肛门两侧,以肛缘突起剧烈疼痛,皮下可见青紫色圆球形硬结,触痛明显为主要表现的痔病类疾病。患者老年女性,肿物脱出,肛门疼痛,乃脾虚气陷,气滞血瘀,不通则痛。治宜益气健脾、行气止痛。黄芪、炒白术、党参、山药健脾益气,炒山楂、诃子肉、云茯苓健脾生津,升麻升阳举陷,柴胡、玉竹滋阴清热。

案 程某,男,22岁,2007年12月11日初诊。

主诉:肛周肿物疼痛3日,脉弦,舌质暗红,苔白,检查:肛门左侧有一肿物,在肛肠科诊断为血栓性外痔,上腹正中有一条索状物。诊断:①血栓性外痔;②胃炎。

处方:黄芪20g,丹参30g,太子参20g,板蓝根30g,炒白术15g,山药30g,金樱子20g,女贞子20g,白芍15g,云茯苓30g,桃仁15g,泽兰15g,三棱15g,莪术15g,炙甘草10g。

5剂,水煎服,每日1剂,配合外用洗剂。

2007年12月15日二诊:病情好转,疼痛明显减轻,舌质暗红,苔白灰,上方加白芷15g、炒白芍15g、僵蚕15g、地龙15g、三七粉5g、郁金20g,5剂,水煎服,每日1剂。

药后病愈。

按:根据专科检查,患者血栓外痔诊断明确,结合舌脉,辨证属血热瘀结,内治以清热凉血、散瘀止痛为治则,效果明显。

炎性外痔

案 赵某,男,42岁,2012年9月2日初诊。

主诉:肛门肿痛3天。检查:肛门左侧有一1cm×1cm肿疡,距肛门5cm处有一赘生物,充血,水肿,触痛明显。诊断:①炎性外痔;②赘生物。

处方:当归10g,蒲公英30g,紫花地丁15g,大黄20g,黄芩15g。

7剂,水煎外洗,早晚各1次

2012年9月10日,患者外洗后肛周肿物明显减小,疼痛减轻,继续原方7剂,水煎外洗。

按:肛门肿痛多由气血不畅、热毒蕴结所致。故此治疗以清热解毒为治则,则病愈。方中蒲公英、大黄、黄芩清热解毒利湿,当归、紫花地丁活血消肿止痛。

案 全某,男,56岁,2008年3月20日初诊。

主诉:肛门部疼痛7天余。症见:肛门部疼痛,偶有出血,大便可,纳可,2004年在外院行血栓性外痔切除术,现其伤口处新生一肿物,充血,水肿,脉弦数,舌质暗红,苔薄白。检查:肛门左半侧水肿。诊断:炎性外痔。

处方 1：金银花 30g，连翘 15g，蒲公英 20g，紫花地丁 15g，黄连 20g，太子参 30g，白芍 20g，升麻 10g，柴胡 15g，枳壳 15g，炙甘草 10g。

7 剂，水煎分服，每日 1 剂。

处方 2：当归 10g，蒲公英 30g，紫花地丁 15g，大黄 20g，黄芩 15g。

7 剂，水煎外洗，早晚各 1 次。

患者用药后复诊，肿物明显变小，仅有赘皮生长，疼痛缓解，停用口服药物，继续给予中药外洗治疗 7 天后痊愈。

按：《素问·生气通天论》："因而饱食，筋脉横解，肠澼为痔。"首先明确指出饮食不当可导致痔的发生，并从此奠定了认识痔疮病因病机的理论基础。《医学纲目》说："如大泽之中有小山突出为痔。在人九窍中，凡有小肉突出皆曰痔，不独生于肛门边。"《外科正宗·痔疮论第三十》："夫痔者，乃素积湿热，过食炙煿，或因久坐而血脉不行，又因七情而过伤生冷，以及担轻负重，竭力远行，气血纵横，经络交错；又或酒色过度，肠胃受伤，以致浊气瘀血流注肛门，俱能发痔。"此患不论老幼男妇皆然，盖有生于肛门之内，又突于肛外之傍。患者之前做过手术，现再发新痔，辨证给予患者清热解毒、升提中气中药，疗效显著。

混合痔

案 金某，男，45 岁，2008 年 4 月 3 日初诊。

主诉：直肠肿物脱出 15 天余。症见：直肠肿物脱出，便后更甚，偶有便血，大便成形。诊断：混合痔。

处方：黄芪 20g，党参 30g，柴胡 15g，升麻 15g，枳壳 6g，炒白术 15g，炒山药 30g，金银花 30g，云茯苓 30g，炙甘草 10g，乌梅 20g。

7 剂，水煎服，每日 1 剂。

按：患者混合痔以脱出为主，辨证属脾虚气陷，治疗以黄芪、党参、柴胡、升麻、枳壳、白术、山药、云茯苓、炙甘草补中益气，升阳举陷，佐以乌梅收涩升提，金银花清热解毒，凉血止血。

案 丁某，女，23 岁，2010 年 2 月 2 日初诊。

主诉：产后肛门肿物脱出 1 个月，加重 7 日。症见：排便时肛门下坠感明显，有肿物脱出，用手能推回，但从未有便血，有排便不净感，脉弦，舌质暗红，苔灰白。检查:肛门6点、12点位各有一赘生物。诊断:混合痔。

处方1:黄芪30g,党参30g,太子参30g,生白术15g,山药30g,云茯苓30g,玉竹15g,白芍15g,炙甘草10g。

7剂,水煎分服,每日1剂。

处方2:肿痛消软膏,1支,外用适量。

2010年4月17日复诊:原赘生物已消为二层薄皮,无肿痛,大便后无直肠脱出,无下坠感,脉弦,舌质淡红,苔薄白,继续原法巩固治疗。

按:患者产后精血亏虚,气虚下陷,直肠黏膜脱出,故给予四君子汤合芍药甘草汤内服以健脾益气,升阳举陷,养血敛阴,外治以肿痛消膏软坚散结。对于混合痔的治疗,王老师主张内外同调,不可忽视内在脏腑的调理。

环状混合痔

案 王某,男,72岁,2006年4月18日初诊。

主诉:肛门部肿胀、疼痛4天余。症见:肛门一周环状肿物肿胀,触痛,脉弦,舌质暗红,苔白腐。诊断:环状混合痔。

处方1:黄芪30g,丹参30g,柴胡15g,升麻16g,枳壳20g,蒲公英20g,野菊花30g,金银花30g,板蓝根30g,金樱子20g,山药30g。

7剂,水煎分服,每日1剂。

处方2:大黄30g,芒硝30g,蒲公英40g,黄连20g,黄柏20g,透骨草30g,荆芥30g,白矾15g,生地黄30g,板蓝根30g,生贯众30g,泽兰30g,生甘草20g。

7剂,水煎外洗,每日1剂。

2007年10月23日二诊:服用药物后现肛门部环状混合痔全部消散,大便量少,排便困难,质稍硬,偶带血,2日1次,腹时胀,偶有吐酸,脉弦,舌质暗红,苔白厚。

处方:黄芪30g,丹参30g,生白术20g,知母15g,郁李仁15g,枳壳15g,山药30g,生牡蛎30g,槟榔15g,陈皮15g,炙甘草10g。

4剂,水煎分服,每日1剂。

外用药物同前,继续水煎外洗。

2009年10月20日三诊:腹鸣,大便质软,稍便血,每日1次,脉弦,舌质暗,苔白。守二诊口服方,10 剂,水煎分服,每日 1 剂。

按:王老师治疗痔病经验丰富,采用内外兼施的方法,颇具疗效。本病混合痔水肿明显,疼痛拒按,多为湿热下注之实热证,伴气滞血瘀,故治疗上内服以理气活血、清热解毒为治疗原则,外用以活血化瘀、软坚散结为原则,疗效显著。

肛　裂

案 王某,女,35 岁,2009 年 4 月 28 日初诊。

主诉:肛门疼痛 10 天。脉微数,舌质暗红,苔黄。检查:肛管后方 6 点位可见一纵行裂口,基底色鲜红,边缘整齐,肛缘 7 点、11 点位可见一结缔组织增生物,镜检可见 3 点、9 点位齿线处有一乳头样增生物,齿线上 3 点、7 点、11 点位黏膜隆起,表面充血水肿,并与结缔组织增生物相连续。诊断:①陈旧性肛裂;②混合痔;③肛乳头肥大。

处方 1:黄芪 15g,党参 20g,山药 20g,白芍 15g,炙甘草 10g。

7 剂,水煎服,每日 1 剂。

处方 2:黄连 15g,黄柏 15g,蒲公英 30g,乌药 15g,生甘草 20g,白芷 15g,荆芥 15g,白及 15g。

7 剂,水煎外洗,每日 1 剂。

2009 年 5 月 5 日二诊:患者自觉病愈,排便正常,无便血,疼痛,检查肛门部裂口愈合。

按:外洗方以清热解毒止痛为主。方中黄连、黄柏、蒲公英清热解毒利湿,白芷、荆芥、乌药祛风止痛,白及化瘀生肌。

案 孙某,女,55 岁,2009 年 4 月 7 日初诊。

主诉:间断性便血、疼痛、排便困难 20 年。脉弦,舌质暗红,苔黄。检查:肛管后方 6 点位可见一溃疡面,基底色鲜红,边缘整齐。诊断:①肛裂;②便秘。

处方 1:黄芪 30g,党参 30g,白芍 20g,生地黄 10g,熟地黄 10g,柴胡 15g,黄芩 15g,甘草 10g,山药 30g,云茯苓 30g。

7 剂,水煎服,每日 1 剂。

处方 2:透骨草 30g,当归 20g,乳香 15g,没药 15g,红花 15g,白矾 15g,黄柏 20g,蒲公英 30g,生甘草 20g。

6剂,水煎外洗,每日1剂。

药后患者排便疼痛明显改善,大便较前通畅,裂口暂时愈合,继续巩固治疗。

按:内治以养阴清热润肠为主,外治以清热解毒、活血化瘀止痛为主。

案 高某,男,53岁,2009年4月2日初诊。

主诉:便血10年,加重半月,脉弦,舌质紫暗,苔灰,眠差。检查:肛门后部有一赘生物,内有陈旧性裂口,深达肌层。诊断:①陈旧性肛裂;②外痔。

处方:黄芪30g,党参30g,炒白术15g,黄芩10g,蒲公英15g,山药30g,云茯苓30g,远志15g,酸枣仁30g,生牡蛎30g,炙甘草10g,生姜9g。

7剂,水煎服,每日1剂。

纳肛痔瘘栓,外用肿痛消软膏。

按:以健脾利湿、收涩止血为主。患者肛门后部有一赘生物,内有肛裂。脉弦,舌质紫暗,苔灰,眠差。辨证属湿热蕴结证。方以四君子汤健脾益气,加以山药更增健脾之效。黄芩清热利湿,佐以酸枣仁、生牡蛎、远志养心安神,缓解眠差症状,故得药而愈。

案 朱某,女,30岁,2009年5月12日初诊。

主诉:排便困难、肛门痛、便血8年,加重20余天,脉有力,舌质暗红,苔白。检查:肛管后位有一裂口,齿线处9点、11点各见一肥大肛乳头。诊断:①肛裂;②乳头状瘤。

处方:黄芪20g,党参30g,生白术20g,柴胡15g,黄芩10g,山药20g,云茯苓20g,白芍15g,知母10g,生甘草10g。

5剂,水煎服,每日1剂,配合外用药物(纳肛痔瘘栓,外用肿痛消软膏)。

2009年5月17日二诊:患者排便较为通畅,便血减少,仍肛门疼痛。上方7剂,水煎分服,每日1剂,外用药物同前。

按:患者脉有力,舌质暗红,苔白,辨证属气滞血瘀证。治宜滋阴清热、行气止痛。方中黄芪、党参、生白术、云茯苓、山药健脾益气,柴胡、黄芩、知母清利湿热,佐以白芍缓急止痛,疗效可靠。

案 王某,女,41岁,2009年3月10日初诊。

主诉:肛门部坠胀疼痛、便血10余年。症见:肛门部坠胀疼痛,大便带血,色鲜红,时有心慌、头晕,脉弦,舌质暗红,苔薄白。检查:肛管前后各见一陈旧性裂口,深达肌层,色苍白。诊断:①肛裂;②混合痔。

处方:黄芪30g,党参30g,柴胡15g,生地黄15g,熟地黄15g,知母15g,白芍15g,木香10g,延胡索15g,黄芩15g,柏子仁15g,郁李仁15g,炙甘草10g。

5剂,水煎分服,每日1剂。

按:《诸病源候论》中记载:"肛边生疮,痒而复痛出血者,脉痔也。"《备急千金要方》:"脉痔者,肛边有疮痒痛。"这些都是历代医家对肛裂的描述。清代,马培之《马氏痔漏七十二种》又把本病称为"裂肛痔",与目前的肛裂名称较为接近。肛裂是肛管齿状线以下的皮肤破裂,是以症状命名。此病好发于肛口正中线前后方,发于两侧的较少,男子多见于后部,女子多见于前部,并以中年人更易发生本病。根据患者症状及舌脉,辨证属阴津亏虚证,给予滋阴健脾、疏肝理气、润肠通便之药物,效果明显。

孙某,男,29岁,2013年10月17日初诊。

主诉:肛门肿痛1月余。检查:肛门左侧3点位距肛门约1.5cm处可见一肿物,表面破溃溢脓,周围充血、发红,对侧静脉曲张性团状物较轻。诊断:①肛瘘;②静脉曲张性外痔。

处方1:黄芪25g,丹参20g,金银花25g,连翘15g,皂角刺15g,白及10g,蒲公英30g,当归15g,云茯苓30g,生甘草10g。

7剂,水煎分服,每日1剂。

处方2:大黄30g,芒硝30g。

7剂,水煎外洗,早晚各1次。

药后患者症状缓解,肛周肿痛减轻,继续巩固治疗。

按:患者肛周肿痛溢脓,局部组织充血、发红。可辨证为湿热下注证。给予中药口服清热利湿解毒,活血化瘀,透脓外出。中药外用,清热解毒,消肿止痛。

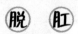

耿某,男,2岁,2012年7月9日初诊。

代诉:直肠黏膜脱出半年。患儿平素体质虚弱,半年前因饮食不当后出现腹泻,大便每日7～8次,排便时出现肛门部肿物环状脱出,色鲜红,无出血,现排便时肿物脱出,便后可自行回纳,舌尖红,苔白,三关青紫。诊断:脱肛。

处方:乌梅15g,五倍子15g,苦参15g,甘草10g。

20剂,水煎外洗,每日2次。

患儿外洗20天后,脱出症状缓解,大便正常。

按:脱肛指小儿肛管直肠甚至部分结肠移位下降外脱。《诸病源候论》卷五十:"小儿患肛门脱出,多因痢久肠虚冷,兼用力气,故肛门脱出。"小儿血气未充,或因久泻久痢等,以致中气下陷,不能摄纳而致脱肛。治宜内服益气升提之剂,如补中益气汤。小儿对于苦涩中药口服有临床难度,但对于外洗就简单许多。该方中乌梅,用于久泻,久痢,又能涩肠止泻痢。治久泻、久痢者,常与五倍子等同用,如《证治准绳》固肠丸。五倍子味酸,涩,性寒。归肺、大肠、肾经。适用于肺虚久咳,自汗盗汗,久痢久泻,脱肛,遗精。由于其中所含的鞣酸对蛋白质有沉淀作用,皮肤、黏膜、溃疡接触鞣酸后,其组织蛋白质即被凝固,造成一层被膜而呈收敛作用,同时小血管也被压迫收缩,血液凝结而奏止血功效;由于其收敛作用而减轻肠道炎症,故可制止腹泻。本案小儿舌尖红,苔白,三关青紫。有轻微热象。使用苦参可以清热燥湿,治疗肠风便血,并有抗菌效果。三药合用共奏收敛、止泻、止脱、燥湿、固表、抗菌作用,可谓方微效巨。

案 范某,女,51岁,2008年11月28日初诊。

主诉:肛内肿物脱出1年余,伴胃部,心口部灼热感半年余,脉弦,舌质暗红,苔白厚腻。检查:上腹下1/3处有一条索状物,叩击左少腹痛。中脘(＋)、右天枢(＋)。检查:患者肛门部肿物脱出3cm,呈圆锥状,色鲜红,表面有黏膜皱襞。诊断:①脱肛;②胃炎。

处方1:黄芪30g,党参30g,炒白术15g,炒山药30g,云茯苓30g,瓦楞子30g,海螵蛸30g,柴胡15g,升麻10g,枳壳15g,蒲公英15g,白芍15g,吴茱萸5g,高良姜4g,生牡蛎30g,甘草10g。

7剂,水煎服,每日1剂

处方2:乌梅15g,五倍子15g,苦参15g,甘草10g。

7剂,水煎外洗,每日2次。

按:脱肛多为中焦虚弱,升提无力,患者伴有心口部灼热,故治疗以健脾益气、升阳举陷、温中降逆为主。方以四君子汤合补中益气汤加减,佐以吴茱萸、高良姜温中降逆,治疗主症的同时又兼顾兼症,故患者得药而愈。

案 王某,男,1岁,2010年10月14日初诊。

代诉:肛内肿物脱出4月余。症见:大便后肛门有约2cm长肿物脱出,大便3～4日1次,质硬,小便正常,纳眠可,三关紫暗,舌质光红,苔白腐。诊断:

①脱肛;②便秘。

处方:乌梅20g,生牡蛎20g,白芍15g,蒲公英15g。

5剂,水煎外洗,每日2次。

2010年10月19日二诊:大便后有2次肿物脱出,大便每日1~2次,不干。

处方:乌梅20g,生牡蛎20g,白芍15g,蒲公英15g,五倍子15g,苦参15g。

7剂,水煎外洗,每日2次。

2010年11月4日三诊:现大便后肛门部时有肿物脱出,但次数较前减少,11月2日大便1次,带血,质干。

处方:乌梅20g,石榴皮20g,白矾3g,生甘草10g。

7剂,水煎外洗,每日2次。

2010年11月11日四诊:现时有大便后肿物脱出,可见红色出血点,大便每日1次,不带血,不干,成形。按上方加白及10g,7剂,水煎外洗,每日2次。

2010年11月30日五诊:鼻塞、流涕3日余,消化不良,肛门脱出肿物比原来增长、增大,指纹紫暗,舌质暗红,苔白。按上方7剂,水煎外洗,每日2次。

2011年1月13日六诊:停药1月余又继续按原方治疗,肿物一直未脱出,但2天前大便后有肿物脱出,较原来减小,大便每日1次,质干。按上方7剂,水煎外洗,每日2次。

2011年4月21日七诊:患儿母亲诉近来仅有1次大便后肿物脱出,脱出肿物长约1cm,大便每日1次,质干,食欲见好。按上方7剂,水煎外洗,每日2次。

2011年5月17日八诊:患儿鼻塞、流涕、喷嚏,体温39℃,偶有大便后肿物脱出,大便每日3~4次,有黏液。

处方:乌梅20g,石榴皮20g,黄连10g,白矾3g,生甘草10g。

14剂,水煎外洗,每日2次。

2011年7月9日九诊:近来大便后仅有1次肿物脱出,但肿物较前明显减小,大便日1次,质可。按上方7剂,水煎外洗,每日2次。

按:本案患儿形气未充,气虚下陷,久成脱肛,故给予乌梅、生牡蛎、白芍以软坚散结、敛阴止痛,蒲公英清热解毒,后加石榴皮、白矾涩肠止血,黄连清热解毒。

肛门下坠

案 王某,女,66岁,2009年6月11日初诊。

主诉:患者于2个月前出现肛门下坠感,上午减轻,下午劳累后加重,食欲不振。既往史:曾患痔疮、痢疾病,1991年因卵巢囊肿行卵巢切除术。检查:上腹正中有一条索状物。中脘(+)。心电图示:心率43次/min,诊断窦性心动过缓。诊断:①肛门下坠;②心动过缓。

处方:黄芪25g,党参30g,柴胡15g,枳壳10g,炒白术15g,蒲公英10g,炙甘草10g。

5剂,水煎服,每日1剂。

2009年6月16日二诊:5剂后症状开始好转,上方加生牡蛎30g,7剂,水煎服,每日1剂。

2009年6月23日三诊:病情基本愈,肠鸣消失,食欲增加,一诊方加桂枝10g,玉竹15g,炒山楂15g,9剂,水煎服,每日1剂。

按:患者肛门下坠,晨轻暮重,劳累后加重,乃为脾虚气陷之证,治疗以补中益气升提为治则,选用补中益气汤加减,二诊时加生牡蛎以治疗其心动过缓,三诊时病情大为好转,给予其炒山楂以助消化,玉竹以养胃阴,诸药合用,疗效明显。

肛痛术后创面未愈合

案 薛某,女,51岁,2008年7月29日初诊。

主诉:肛周脓肿术后创面未愈合1个月。患者于2008年6月21日因肛周肿痛,在当地某医院行肛周脓肿根治术,术后给予常规换药治疗,患者术后创

面及肛门周围仍红肿,疼痛,分泌物较多,检查肛缘 3 点位有一长约 3cm 手术口未愈合,创面及周围红肿,创面颜色晦暗,排便时肛门疼痛不适,伴胸闷、心慌、眠差,舌质暗红,苔白,脉弱。诊断:肛痈术后创面未愈合。辨证为正虚邪恋证。

处方:黄芪 30g,党参 30g,炒白术 15g,山药 15g,茯神 30g,玉竹 15g,天麻 10g,炒山楂 15g,仙鹤草 30g,生牡蛎 30g,炙甘草 10g。

7 剂,水煎分服,每日 1 剂。

常规给予纳肛痔瘘栓;痔瘘洗剂外洗。

2008 年 6 月 27 日复诊:患者自诉肛周肿痛减轻,检查创面周围红肿明显减退,创面颜色红润。上方继续服用 10 剂后,患者伤面愈合。

按:气血壅滞不通是肛痈的基本病机,肛痈的发生多是由于湿热下注大肠、肛门,湿热火毒之邪壅遏了气血的正常运行,经络阻隔,瘀血凝滞,热盛肉腐,成脓而发为痈疽。术后脓毒外泄,但也耗气伤阴,气虚难以托毒外出,毒邪留置,正邪交争,本案治疗以扶正祛邪、养阴生肌为主。

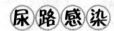

尿 路 感 染

案 郭某,女,59 岁,2007 年 11 月 13 日初诊。

主诉:尿频、尿急、尿痛 1 月余。症见:尿频、尿急、尿痛,时有心慌,无胸闷,脉沉弦,舌质紫暗,苔薄白。检查:上腹正中有一条索状物。中脘(+)。血压:106/78mmHg。诊断:①尿路感染;②胃炎;③眩晕;④心悸。

处方:黄芪 20g,麦冬 10g,玉竹 15g,车前子 20g(另包),瞿麦 15g,金银花 20g,连翘 15g,野菊花 20g,菟丝子 15g,大青叶 15g,甘草 10g,蒲公英 15g。

3 剂,水煎分服,每日 1 剂。

2007 年 11 月 20 日二诊:尿频、尿急、尿痛缓解,时有头晕,脉弦,舌质紫暗,苔薄白。血压:130/70mmHg。按上方去麦冬,加金樱子 15g、熟地黄炭 15g、川芎 10g,7 剂,水煎分服,每日 1 剂。

2007 年 12 月 29 日三诊:心慌、腹胀,自觉与情绪有关,脉弦,舌质紫暗,苔薄白。血压:120/70mmHg。

处方:黄芪 15g,玉竹 15g,车前子 20g(另包),野菊花 20g,羌活 10g,川芎 10g,天麻 15g,山药 25g,云茯苓 30g,炒山楂 15g,丹参 15g,熟地黄炭 15g,地龙

15g,生牡蛎30g,钩藤30g,全蝎10g,五味子10g,仙鹤草20g。

7剂,水煎分服,每日1剂。

2008年1月10日四诊:尿频、尿急、尿痛明显缓解,头晕缓解,偶因起床急发作,大便每日1次,质软,脉弦,舌质暗红,苔薄白。

处方:黄芪15g,红参6g(另包),山药20g,云茯苓20g,白术炭15g,川芎10g,天麻15g,丹参15g,仙鹤草20g,淫羊藿15g,菟丝子15g,金樱子15g,高良姜4g。

5剂,水煎分服,每日1剂。

2008年1月17日五诊:头晕、心慌缓解,劳累则发作,自觉用仙鹤草后大便质稀,有黏液,鼻塞,流涕,脉弦,舌质暗红,苔白腐。按上方去红参、仙鹤草,加大青叶10g、山茱萸15g,5剂,水煎分服,每日1剂。

2008年2月21日六诊:尿频、尿急、尿痛未发作,头晕、心慌较前明显缓解,近来齿龈痛,鼻干,大便每日1次,脉弦,舌质暗红,苔薄白。血压:110/80mmHg。

处方:黄芪15g,太子参20g,山药20g,茯神20g,白术炭15g,川芎10g,天麻15g,丹参15g,淫羊藿15g,菟丝子15g,大青叶15g,藿香15g,板蓝根15g,炙甘草10g。

3剂,水煎分服,每日1剂

2008年2月24日七诊:现偶有头晕、心悸,头晕为一过性,脉弦,舌质暗红,苔薄白。按上方去淫羊藿,加五味子10g,7剂,水煎分服,每日1剂。

2008年3月6日八诊:服上药后自觉不错,头晕、心悸发生次数减少,脉弦,舌质暗红,苔薄白。

处方:黄芪15g,当归10g,白术10g,党参10g,云茯苓10g,玉竹15g,五味子15g,泽兰15g,白芍10g,甘草3g,半夏15g,川续断10g。

7剂,水煎分服,每日1剂。

2008年3月13日九诊:服上药后心悸未发生,头晕明显缓解,大便每日1次,脉弦,舌质暗,苔白滑。按上方去川续断,加益智仁15g、白茅根30g,7剂,水煎分服,每日1剂。

按:尿路感染属于中医淋证范畴。淋证分为:①热淋,起病多急骤,或伴有发热,小便赤热,溲时灼痛;②石淋,以小便排出沙石为主症,或排尿时突然中断,尿道窘迫疼痛,或腰腹绞痛难忍;③气淋,小腹胀满较明显,小便艰涩疼痛,尿后余沥不尽;④血淋,溺血而痛;⑤膏淋,淋证而见小便浑浊如米泔水或滑腻如膏脂;⑥劳淋,小便不甚赤涩,但淋漓不已,时作时止,遇劳即发。包括泌尿系感染、结石、结核、乳糜尿、前列腺炎等多种疾病。多属湿热积于下焦,渗入膀胱,或由于肾虚而湿浊下注,气化不利所致。本患者属《诸病源候论》之:"热淋者三焦有热,气搏于肾,流入于胞而成淋也,其状小便赤涩。"

水　肿

案 朱某,女,37 岁,2013 年 11 月 2 日初诊。

主诉:右眼睑和右足部肿胀 5 个月。患者诉右眼睑和右足部下午肿胀为甚,伴大便带血,色鲜红,每日 1 次,月经量少,色暗,左侧巴氏腺囊肿于 2012 年 4 月切除。检查:上腹部正中有一条索状物,脐上有圆形阳性反应物,触痛明显。盲点(+)、中脘(+)。脉沉弦,舌质红,苔白。诊断:①局限性水肿;②胃炎;③便血。

处方:黄芪 30g,党参 30g,云茯苓 30g,生薏苡仁 15g,炒白术 15g,车前子 20g(另包),当归 15g,炒桃仁 10g,泽泻 10g。

7 剂,水煎分服,每日 1 剂。

2013 年 11 月 12 日二诊:服用上药 10 点后眼睑浮肿,下午略减轻,月经不调,现出现胀气,腰部阵发性疼痛,睡醒后腰酸。舌质暗红,苔白,脉沉弱。上方加赤小豆 30g、桂枝 6g、川牛膝 10g,7 剂,水煎分服,每日 1 剂。

2014 年 1 月 4 日三诊:现右眼睑肿胀较前明显减轻,大便干,带血,每日 1 次,腰酸痛,乳头部出现分泌物,脉弦,舌质红,苔白。一诊方去泽泻,加黄精 15g、川牛膝 10g,7 剂,水煎分服,每日 1 剂。

按:《素问·至真要大论》"诸湿肿满,皆属于脾"。《金匮要略·水气病脉证并治谓》"诸有水者,腰以下肿,当利小便,腰以上肿,当发汗乃愈"。《景岳全书·肿胀》"凡水肿等证,乃肺脾肾三焦相干之病。盖水为至阴,故本在肾;水化为气,故其标在肺;水唯畏土,故其制在脾。今肺虚则气不化精而化水;脾虚则水不制土而反克;肾虚则水无所主而妄行,水不归经,则逆而上泛,故传入脾而肌肉浮肿"。水停湿阻,气滞血瘀,三焦气化不利则为水肿。方以健脾利湿,活血化瘀为治则,故一诊后症状减轻,二诊加用赤小豆、桂枝等利水消肿兼以温阳而利水,三诊加用黄精等对症处理,故病除。

过敏性紫癜

案 解某,女,5岁,2013年10月29日初诊。

主诉:下肢出现点状或片状暗斑伴疼痛3天余。1天前出现咳嗽,无痰,流涕,脉数,舌质红,苔白。检查:两下肢可见散发紫癜。诊断:过敏性紫癜。

处方:黄芪10g,当归6g,炒白术10g,徐长卿10g,黄芩3g,白芍3g,地榆6g,石韦20g,薄荷子3g,甘草3g。

7剂,水煎分服,每日1剂。

服药后,皮肤斑块消失,继续巩固治疗1个月,患者未再复发。

按:邪热内盛,迫血妄行,血溢脉外,渗出于肌肤之间而成肌衄。脾气能够统摄周身血液,使之正常运行而不致溢于血脉之外。脾统血的作用是通过气摄血作用来实现的。脾为气血生化之源,气为血帅,血随气行。脾的运化功能健旺,则气血充盈,气能摄血;气旺则固摄作用亦强,血液也不会逸出脉外而发生出血现象。反之,脾的运化功能减退,化源不足,则气血虚亏,气虚则统摄无权,血离脉道,从而导致出血。方用黄芪、当归、炒白术等健脾益气,黄芩、地榆等凉血止血。诸药合用,痊愈。

肿 疡

案 王某,男,3岁半,2008年4月10日初诊。

代诉:左耳肿痛3日。症见:左耳肿胀、疼痛,纳眠差,腹胀,便时肛门疼痛,偶有出血,舌质淡红,苔白厚。检查:左耳垂下方有3cm×2cm大肿物,触痛,耳门穴压之疼痛。诊断:左耳下炎性肿块。

处方:柴胡6g,黄芩10g,金银花15g,蒲公英15g,板蓝根15g,皂角刺10g,

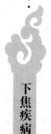

生甘草 3g。

5 剂,水煎服,每日 1 剂。

按:肿疡指一切痈疽之未成脓者,或虽已成脓而尚未破溃者。薛己《外科发挥·卷一》以之为证名:"肿疡,谓疮未出脓者。"肿疡初起宜消,治以清热解毒、消瘀散结为主。方中选用蒲公英、黄芩、金银花、板蓝根清热解毒消肿;皂角刺透脓外出;柴胡疏风解表,引邪透表;山药、云茯苓健脾护胃,防止寒凉药物伤胃。

丹 毒

案 黄某,男,65 岁,2007 年 10 月 30 日初诊。

主诉:右下肢红肿热痛 5 日余。症见:右下肢内侧可见片状红肿热痛,轻度劳作后易汗出,饮食不佳,睡眠欠佳,多梦易醒,大便干,小便小,脉有力,舌质暗红,苔白腐。检查:右下肢内侧皮肤肿胀发红,皮温稍高,触痛明显,右侧腹股沟淋巴结肿大。诊断:右下肢丹毒。

处方:黄芪 30g,丹参 30g,太子参 30g,金银花 30g,蒲公英 50g,紫花地丁 15g,天葵子 15g,野菊花 30g,大青叶 30g,板蓝根 30g,柴胡 15g,黄芩 20g,生地黄 15g,玄参 15g,牡丹皮 15g,黄连 15g,黄柏 15g,牛膝 15g,生甘草 10g。

4 剂,水煎分服,每日 1 剂。

2007 年 11 月 3 日二诊:服上药后患处范围缩小,触之微痛,色微红,肿胀缓解,右侧腹股沟肿大,淋巴结消退,脉弦,舌质暗红。按上方加泽兰 30g、桑叶 20g,3 剂,水煎分服,每日 1 剂。

2007 年 11 月 6 日三诊:患者自觉患处红热痛已不明显,脉弦,舌质暗红,苔白厚腻。照上方 4 剂,水煎分服,每日 1 剂。

按:隋·巢元方《诸病源候论·丹毒病诸候》明确提出了"丹毒"这一病名,对本病的临床症状和失治的预后描述较为详细,并提出了风热恶毒致病观。《备急千金要方·丹毒》指出丹毒又名天火。"丹毒一名天火,肉中忽有赤,如丹涂之色"。清热解毒为本病治疗大法,并佐以养阴生津、活血化瘀之品。

案 祝某,女,52 岁,2009 年 7 月 30 日初诊。

主诉:双脚及踝部红肿热痛 1 月余。症见:双脚踝发沉,右侧为甚,自汗,盗汗,心烦急躁,入睡困难,纳食可,大便干,脉弦,舌质暗红,苔厚腻。绝经 3 年,既往有胃溃疡病史。检查:双足踝内侧红肿,右踝关节皮肤色红,红肿范围约5cm×5cm,上腹正中有一条索状物,无叩击痛,胆明(+)。诊断:①丹毒;②胃炎;③胆囊炎。

处方1:黄芪30g,太子参30g,柴胡15g,黄芩20g,金银花30g,连翘20g,大青叶20g,泽泻15g,玄参15g,牡丹皮15g,龙骨15g,牡蛎10g,浮小麦20g,茯神20g,夜交藤30g,牛膝15g,生甘草10g。

7剂,水煎分服,每日1剂。

处方2:冬桑叶60g。

7剂,外洗,每日1剂。

2009年8月6日二诊:服上药后患处范围缩小,触之微痛,色微红,肿胀缓解,双脚踝发沉减轻,自汗、盗汗缓解,脉弦,舌质暗红,苔白腻。按上方加泽兰20g、藿香15g、黄柏20g,7剂,水煎分服,每日1剂。外洗方同上。

2009年8月13日三诊:患者诉患处红热痛明显缓解,睡眠可,脉弦,舌质暗红,苔薄腻。照上方5剂,水煎分服,每日1剂。外洗方同上。

按:丹毒多因血分有热,火毒侵犯肌肤;或肝脾湿热下注,化火生毒,客于肌肤所致。若兼湿邪,郁蒸血分,经常复发,缠绵不愈。发于头面、上肢者,多为热毒,发于下肢者,多兼湿热。本病案辨证为本虚标实,气阴两虚兼有湿热,治则为益气养阴,收敛止汗,清热利湿,辨病准确,故收效甚佳。

案 贺某,男,63岁,2012年9月25日初诊。
主诉:右下肢红肿3个月。症见:右下肢红肿,色微红,肿胀明显,大便次数增多10年余,每日4~5次,质稀。结肠镜示:直肠、结肠多发性息肉,升结肠黏膜慢性炎伴息肉。诊断:①右下肢丹毒;②肠澼。

处方1:黄芪30g,党参30g,炒白术15g,山药30g,金银花30g,板蓝根30g,连翘15g,蒲公英30g,紫花地丁15g,乌梅15g,金樱子20g,皂角刺15g,天葵子15g,石榴皮20g,牛膝15g,生甘草10g。

5剂,水煎服,每日1剂。

处方2:大黄30g,芒硝30g,黄连20g,黄柏20g,牡丹皮20g,蒲公英30g,冬桑叶60g,生甘草30g。

5剂,水煎外洗,早晚各1次。

治疗后,红肿明显减退,大便次数减少,每日3~4次,继续原方口服及外洗治疗1周,药后下肢红肿消退,大便每日2~3次。

按:脾能运化水湿,以调节体内水液代谢的平衡,脾虚不运则最易生湿,而湿邪过胜又最易困脾。脾主湿而恶湿,因湿邪伤脾,脾失健运而水湿为患者,称为"湿困脾土",若脾气虚弱,健运无权而水湿停聚者,称"脾病生湿",可见腹泻、水肿等,湿聚日久,化生火热,蕴结下肢,发为丹毒,仍属本虚标实,故方中用黄芪、党参、炒白术、山药等以健脾运湿,加以乌梅、石榴皮以涩肠止泻,用金银花、紫花地丁、板蓝根、蒲公英等以清热解毒。诸药合用,药到病除。

案 晁某,女,46 岁,2009 年 8 月 13 日初诊。

主诉:全身多处关节处红肿疼痛 20 年。症见:全身关节无规律红肿疼痛,夜间疼痛加重,局部发热、活动困难,有时 3 ~ 4 天后可自行消退,纳可,失眠,怕冷,晨间发热,心烦易怒,便秘,小便可,舌中间发麻。脉弦,舌质暗红,苔白腐,苔燥。检查:左上肢腕关节区尺侧红肿如丹,色深红,关节活动受限,触痛,局部发热,右肘关节区疼痛,皮色如常;上腹正中有一条索状物,有叩击痛。中脘(+)、胆明(+)。诊断:①丹毒;②胃炎;③胆囊炎。

处方1:黄芪30g,太子参30g,麦冬20g,地骨皮20g,炒穿山甲15g(久煎),牡丹皮15g,生地黄15g,熟地黄15g,云茯苓30g,山药30g,金银花30g,野菊花30g,炙甘草10g。

7 剂,水煎分服,每日 1 剂。

处方2:乌梅30g。

上方用75% 乙醇120ml,浸泡1 天后外用。

药后病愈。

按:流火之发生于四肢丹毒,初起即有全身不适,恶寒发热等症状。随之患处皮肤出现红肿发亮,热痛如烧,色如涂丹,不溃不烂。本病案四诊合参,辨证为阴虚热盛,内治以养阴清热解毒为主,外用乌梅酒泡消肿止痛,内外兼治,疗效显著。

案 张某,女,34 岁,2010 年 6 月 19 日初诊。

主诉:右足部肿胀 5 年余。症见:下肢膝关节疼痛,继而右足部无明显诱因肿胀,皮肤温度较健侧高,疼痛。近 5 年来多在冬季发病。既往有脚癣病史。皮肤多处裂口,全身乏力,大便每日 1 次,不干,脉有力,舌质暗红,苔白腐。检查:足部皮肤多处裂纹,局部肿胀,踝关节按之凹陷,诊断:复发性丹毒。

处方1:金银花30g,连翘15g,蒲公英20g,紫花地丁15g,川牛膝10g,山药30g,云茯苓30g,鸡血藤30g,冬桑叶15g,薏苡仁30g,生甘草10g。

5 剂,水煎分服,每日 1 剂。

处方2:冬桑叶60g。

5 剂,水煎外洗,每日 1 剂。

2010 年 6 月 26 日二诊:患者自诉服上药后脚部肿胀明显减轻,但第三天后由于月经来潮脚部又肿,但不疼痛,自觉浑身有力,脉弦,舌质暗红,苔薄白。按一诊处方1 加牡丹皮15g、野菊花30g、车前子20g(另包),5 剂,水煎分服,每日1

剂。

处方:黄连 15g,冬桑叶 60g,野菊花 30g。

5 剂,水煎外洗,每日 1 剂。

按:本病总由血热火毒夹湿为患,《素问·太阴阳明论》曰:"伤于湿者,下先受之。"故患者足部、下肢肿胀为甚,方用五神汤合萆薢渗湿汤,利湿清热解毒,加山药补益肝肾,鸡血藤舒筋活络,冬桑叶利水消肿,诸药合用,共奏清热利湿,活络消肿之功效。

鞘膜积液

案 黄某,男,1 岁半,2013 年 5 月 7 日初诊。

代诉:发现小便分段 1 年余。检查:左侧睾丸较右侧大。彩色 B 超示:左侧鞘膜积液。指纹三点色青紫,舌质淡红,苔白。诊断:左侧鞘膜积液。

处方 1:黄芪 6g,党参 6g,柴胡 3g,升麻 3g,枳壳 3g,生甘草 2g,蝉蜕 10g。

7 剂,水煎早晚分服,每日 1 剂。

处方 2:蝉蜕 30g,五倍子 15g,白矾 3g,生甘草 6g。

7 剂,水煎外用热敷,每日 2 次,每日 1 剂。

药后病愈。

按:鞘膜积液中医称为水疝,《外科正宗》云:"又有一种水疝,皮色光亮,无红无热,肿痛有时,内有聚水,宜用针从便处引去水气则安。"其特点是阴囊无痛无热、皮色正常、内有囊性感的卵圆形肿物。水疝可分为先天性水疝与继发性水疝两种,前者多见于婴幼儿,后者多见于成人。婴幼儿鞘膜积液多属先天不足,肾气亏虚,故方中以补益药为主。

绣球风

案 赵某,男,41 岁,2008 年 8 月 21 日初诊。

主诉:阴囊痒 2 年余,加重 2 个月。脉沉弱,舌质暗红,苔白腐,诊断:绣球风。

处方 1:黄芪 20g,炒白术 15g,苦参 20g,徐长卿 15g,土槿皮 15g,蛇床子 15g,生甘草 10g,紫苏 30g。

10 剂,水煎服,每日 1 剂。

处方 2:紫苏叶 60g,浮萍 40g,白矾 10g。

2 剂,共为细末,黄酒调敷外用。

按:绣球风指生于阴囊部之疮疹,出自《医宗金鉴》卷六十九。临床表现为阴囊疹痒发红,抓破汁水浸淫,有灼热感,久则皮肤渐变肥厚,皲裂,缠绵难愈的病症。上述病案辨证为湿热下注,治则为清热利湿、祛风止痒。方中苦参、徐长卿、土槿皮、蛇床子清热利湿止痒,紫苏疏风止痒,患者病史 2 年,故给予黄芪、白术辅助正气,扶正祛邪。

左腹股沟淋巴结炎

案 张某,女,24 岁,2007 年 8 月 23 日初诊。

主诉:左下腹皮下肿物 10 天。症见:左下腹皮下肿物,不痛不痒,咽干,食欲不振,时有胸闷,小便可,大便干,脉弦,舌质淡红,苔白。检查:左腹股沟有两个豆粒大小肿物,触痛。诊断:左腹股沟淋巴结炎。

处方:金银花 30g,连翘 15g,蒲公英 25g,紫花地丁 15g,皂角刺 15g,川牛膝 15g,黄芪 20g,玉竹 15g,生山楂 15g,炙甘草 10g。

7 剂,水煎服,每日 1 剂。

2007 年 9 月 4 日二诊:自觉疼痛减轻,咽干,大便干。上方加生地黄 15g、玄参 15g、党参 30g,7 剂,水煎服,每日 1 剂。

按:十二经筋是十二经脉之气结聚于筋肉、关节的部位,是十二经脉的外周连属部分。经筋的作用主要是约束骨骼,利于关节屈伸活动,以保持人体正常的运动功能。淋巴结炎属中医痰核的范畴,以消为宜。结合病患部位,治宜以清热活血,舒经活络,消肿散结,方以五味消毒饮加减。

右侧腹股沟斜疝

案 赵某,男,66 岁,2013 年 6 月 2 日初诊。

主诉:右下腹坠痛 3 日。既往史:右侧斜疝手术病史。检查:上腹正中有一条索状物,且向胃下放射,咳嗽时右斜疝处凸起。中脘(＋)、右天枢(＋)。诊断:①右侧腹股沟斜疝;②胃炎。

处方:黄芪 30g,党参 30g,柴胡 15g,白芍 15g,延胡索 15g,川楝子 10g,木香 10g,升麻 10g,枳壳 15g,炙甘草 10g。

7 剂,水煎服,每日 1 剂。

按:腹股沟斜疝祖国医学称为狐疝。古文献《儒门事亲》记载:"狐疝其状如瓦,卧则入小腹,行立则出小腹入囊中,亦与气疝大同小异。此症出入上下,正与狐相类也。"张志聪:"狐疝者,偏有大小,时时上下,狐乃阴兽,善变化,而藏睾丸上下,如狐之出入无时。"张景岳亦谓:"狐之昼伏夜出,阴兽也。疝在厥阴,其出入上下不常,与狐相类,故曰狐疝,此非外入之风,乃以肝邪为言也。"其因其证已明,治虽有用疏肝理气之导气汤之类,或虚则选用补中益气汤,本案辨为虚证,故以补中益气汤加减以补中益气,升提举陷。

左股肌萎缩

案 王某,男,26 岁,2012 年 10 月 2 日初诊。

主诉:左大腿肌肉萎缩 2 年。检查:形体消瘦,左下肢股骨肌萎缩,立位时左下肢不能抬起,坐位时只能抬高 10cm,右下肢抬高正常。诊断:左股肌萎缩。

处方:黄芪 30g,党参 25g,炒白术 15g,炒山药 30g,当归 10g,熟地黄 15g,伸筋草 20g,桂枝 10g,补骨脂 10g,川续断 20g,桑寄生 10g,川牛膝 15g。

7 剂,水煎服,每日 1 剂。

按:下肢肌肉萎缩属于中医萎症范畴,治萎独取阳明。脾主四肢与肌肉,脾为后天之本,气血生化之源,脾运化的水谷精微是生成血液的主要物质基础,脾运化的水谷精微,经过气化作用生成血液。脾气健运,化源充足,气血旺盛则血液充足。若脾失健运,生血物质缺乏,则血不能充养四肢肌肉,则见肌肉萎缩。肾主骨生髓,肾的精气盛衰,直接影响骨骼的生长、营养、功能等。肾精衰退,则筋骨运动不灵活。方用党参、炒白术、炒山药、当归、熟地黄、川牛膝等药以健脾补肾,配伸筋草、川续断等舒筋活络。气能生血又能行血,故用黄芪以补气生血兼以行血。

下肢静脉曲张

案 栗某,男,37 岁,2012 年 8 月 11 日初诊。

主诉:右下肢肿胀、酸痛 2 月余。症见:右下肢肿胀、酸痛,舌质暗红,苔薄白,脉细涩。检查:右膝下内侧静脉团状隆起伴静脉扩张。诊断:右肢静脉曲张。

处方:黄芪 30g,桃仁 10g,红花 10g,党参 30g,仙鹤草 30g,当归 15g,丹参 30g,鸡血藤 30g,川牛膝 15g,赤芍 20g,生甘草 10g。

7剂,水煎服,每日1剂。

按:祖国医学把该病归为筋瘤范畴。中医病机认为:筋脉虚弱,劳伤或外伤筋脉,致气血不和、气血运行受阻、痰浊凝滞、结聚不散而成。王老师根据多年经验总结,认为青筋盘曲服药难使盘曲之青筋恢复正常,但由于青筋盘曲而发生的下肢水肿、肢体酸困,或红肿疼痛诸证则用中药治疗常可迅速改善,减轻痛苦。对于严重的下肢静脉曲张当以手术治疗为好,因此若能两法合用,取长补短,不仅可减轻患者痛苦,且可避免并发症,提高治愈率。

腹 痛

案 董某,男,78岁,2014年3月4日初诊。

主诉:腹胀2个月伴右腹痛1天。症见:腹痛,腹胀,纳差,舌质淡,苔薄白,脉细弱。既往史:冠心病10年余,心房颤动10年余。诊断:①腹痛(肠粘连);②胃炎;③心房颤动(阵发性)。

处方:黄芪20g,党参20g,赤芍15g,生白芍10g,生白术15g,麦冬15g,玉竹15g,焦麦芽、焦山楂、焦神曲各10g,鸡内金10g,甘草10g。

5剂,水煎早晚各服1次,每日1剂。

按:形成本病的基本病机是脏腑气机不利,经脉气血阻滞,脏腑经络失养,不通则痛。素体脾阳不足,或过服寒凉,损伤脾阳,内寒自生,渐至脾阳虚衰,气血不足,或肾阳素虚,或久病伤及肾阳,而致肾阳虚衰,均可致脏腑经络失养,阴寒内生,寒阻气滞而生腹痛。正如《诸病源候论·久腹痛》所说:"久腹痛者,脏腑虚而有寒,客于腹内,黏滞不歇,发作有时。发则肠鸣而腹绞痛,谓之寒中。"四诊合参,本病案可辨证为脾阳不足证。给予黄芪、党参、生白芍、生白术补气健脾,焦麦芽、焦山楂、焦神曲、鸡内金消食健胃,麦冬、玉竹养阴生津。

阑尾炎

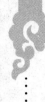 徐某,女,21岁,2009年8月15日初诊。

主诉:转移性右下腹疼痛1小时。症见:左上腹阵发性疼痛后转移至右下腹疼痛,固定不移,纳眠可,大小便调,月经正常,脉弦数,苔薄白。检查:上腹正中有一条索状物,叩击痛(++),伴两少腹痛。胆明(+)、中脘(+↑)、天枢(+)、麦氏点(++),无反跳痛。诊断:①阑尾炎;②胃炎;③胆囊炎。

处方:金银花30g,生白芍15g,木香10g,野菊花25g,薏苡仁30g,芦根30g,炒桃仁10g,冬瓜子30g,生甘草10g,皂荚15g。

3剂,水煎分服,每日1剂。

按:阑尾炎属于祖国医学肠痈范畴。《金匮要略》记载"肿痈者,少腹肿痞,按之即痛如淋,小便自调,时时发热,自汗出,复恶寒,其脉迟紧者,脓未成,可下之。脉洪数者,脓已成,不可下也,大黄牡丹汤主之",对肠痈疾病的初起、发展、治疗均有明确描述。本病案为肠痈初起,故给予大黄牡丹汤加减,清热消肿,活血化瘀,以消为主。

腰 痛

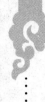 谢某,男,31岁,2008年1月29日初诊。

主诉:腰痛7年。症见:腰部疼痛,向下肢放射,纳差,既往史:腰椎间盘突出病史。脉沉弱无力,舌质淡红苔白腐。CT示:腰椎间盘膨出。诊断:腰痛。

处方:黄芪30g,丹参30g,鸡血藤30g,云茯苓30g,薏苡仁30g,白芍20g,乌药15g,川续断30g,桑寄生30g,桂枝10g,木香10g,川牛膝15g。

7剂,水煎服,每日1剂。

处方 2：透骨草 30g,荆芥 30g,川续断 30g,桑寄生 30g,白芍 30g,乳香 15g,没药 15g,芒硝 30g,甘草 15g,细辛 15g。

7 剂,水煎外洗,每日 1 剂。

按:《素问·脉要精微论》载:"腰者,肾之府,转摇不能,肾将惫矣。"腰与肾密切相关。腰痛多为筋脉痹阻,气滞血瘀,腰府失养。治以活血祛瘀,通络止痛,温阳固本为主。以川续断、桑寄生、桂枝、川牛膝温肾阳,强筋骨,引火下行;丹参、乌药、鸡血藤、木香、乳香、没药、白芍以行气止痛,佐以黄芪、薏苡仁健脾利湿。诸药共用疗效明显。

腰椎间盘突出

案 孙某,男,29 岁,2014 年 4 月 6 日初诊。

主诉:左侧臀部疼痛 5 天。症见:左臀部疼痛,并向左下肢放射。既往史:腰椎间盘突出病史。脉沉弱无力,舌质淡红,苔白腐,CT 示:L_5-S_1 椎间盘突出。**诊断**:腰椎间盘突出。

处方:祖师麻 30g,羌活 10g,独活 10g,木瓜 10g,细辛 10g,乳香 50g,没药 50g,防己 15g,赤芍 15g,三七粉 6g,血竭 6g。

上药用 75% 乙醇 500ml,浸泡 3 天后外用。

按:坐卧冷湿之地,寒湿着腰,渍着肾脉,腰痛重着。由于湿性阴凝,阻碍流通,凡人居处卑湿,寝卧湿地;或水中作业,衣着冷湿;或淫雨霏霏,气交多湿,人若久处这种环境之内,外湿中人,荣卫不畅,水湿之气,渍着肾脉,经气痹阻不利,产生腰部冷痛重着不便,如坐水中。寒性阴凝收引,湿性黏聚不化。寒湿之邪,偏伤阳虚之体。凡人肾虚内寒,最易犯此。《诸病源候论·腰痛候》中记载:"腰痛有五种,五日寝卧湿地,是以痛,皆指坐卧湿冷所致。"《景岳全书·腰痛》更明确地指出"湿滞在经而腰痛者,或以雨水,或以湿衣,或以坐卧湿地,凡湿气自外而入者,总皆表证之属"。方中选用祖师麻祛风除湿,活血止痛,为治风湿痹痛之要药;羌活、独活、木瓜、细辛、防己解表活络止痛;乳香、没药、防己、赤芍、三七粉、血竭活血止痛,选用乙醇浸泡增加活血之功效。

痛 痹

案 豆某,女,34 岁,2009 年 7 月 18 日初诊。

主诉:四肢关节冷痛 7 年余,加重 2 年。症见:受凉后四肢关节疼痛,尤其是肩关节、上肢、膝关节发凉、疼痛,项背部麻木,有蚁行感,不痒,头昏、头痛伴眼痛 6 年,饮食可,睡眠差,多梦,乏力,易生气,晨起干呕,大便每日 1 次,质稍稀,月经后期 12 天(间服紧急避孕药),平素月经正常,脉弦,舌质暗红,苔薄白。既往史:胆囊炎、胃炎。检查:上腹正中有一条索状物,无叩击痛,胆明(+),肩胛骨中部压痛(+)。诊断:①痛痹;②胆囊炎;③胃炎。

处方:黄芪 25g,丹参 30g,独活 15g,炒桃仁 10g,赤芍 15g,柴胡 15g,白芍 15g,乌药 15g,薏苡仁 30g,云茯苓 30g,桂枝 10g,炙甘草 10g。

5 剂,水煎分服,每日 1 剂。

2009 年 7 月 25 日二诊:服上药,肩关节、上肢、膝关节发凉、疼痛,项背部麻木均较前明显缓解,仍有睡眠差,按上方加茯神 20g、夜交藤 30g,7 剂,水煎分服,每日 1 剂。

按:《素问·痹论》指出:"风、寒、湿三气杂至,合而为痹。其风气胜者为行痹,寒气胜者为痛痹,湿气胜者为着痹也。"本病案为痛痹,辨证为寒气束表,治宜散寒通络,祛风止痛。患者既往有胆囊炎、胃炎病史,佐以疏肝健脾。

髋关节损伤

案 朱某,男,61 岁,2008 年 4 月 19 日初诊。

主诉:髋部疼痛半年余,加重 5 天余。症见:脉弦大,舌质暗红,苔白厚腻。检查:左髋部肌肉紧张压痛。诊断:左髋关节损伤。

处方1：黄芪20g,生白术15g,薏苡仁30g,川续断25g,桑寄生30g,刘寄奴15g,延胡索15g,乳香10g,没药10g,白芍15g,生甘草10g。

7剂,水煎服,每日1剂。

处方2：伸筋草30g,荆芥30g,红花20g,大黄20g,桂枝20g,高良姜15g,刘寄奴30g,白芷15g,乳香15g,没药15g,甘草10g。

2剂,醋拌袋蒸敷,每日1剂。

按:《医宗金鉴·正骨心法要旨》曰:"胯骨,即髋骨也,又名髁骨。若素受风寒湿气,再遇跌打损伤,瘀血凝结,肿硬筋翻,足不能直行。"本病病因为感受外邪,外伤导致气滞血瘀,二者合而发病,故内治、外治法均以活血化瘀、行气止痛为主,外用药物醋拌增加活血化瘀之功。

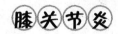

膝关节炎

案 路某,女,64岁,2008年7月15日初诊。

主诉:间断左下肢放射痛4年余。症见:左下肢疼痛,放射至足跟,腰酸膝酸,脉沉细,舌质淡红,苔白。既往史:高血压病史。诊断:①膝关节炎;②高血压。

处方:黄芪30g,夏枯草30g,川芎10g,白芍15g,天麻15g,川牛膝15g,川续断15g,桑寄生30g,薏苡仁30g,桃仁15g,云茯苓30g,山药30g,白芷15,木瓜15g,炙甘草10g。

7剂,水煎服,每日1剂。

按:膝关节炎属于祖国医学膝痹范畴。《诸病源候论》等对本病的病因、病机、证候分类、预后等方面均有较系统的论述。认为个体随着年龄增大,肝肾日渐衰惫,难以充盈筋骨,骨枯则髓减,骨质因而疏松,长期超负荷负重进而骨骼变形,筋脉不得滋润则出现关节疼痛、活动不利,故本病以肝肾亏虚为本,感受风、寒、湿邪气而致痹证为标。本方中川芎、白芍、白芷、桃仁活血止痛;川牛膝、川续断、桑寄生补肝肾,强筋骨;天麻、木瓜、夏枯草平肝清热,柔筋止痛,佐以黄芪、云茯苓、山药、甘草扶正祛邪。

痛　经

案　罗某,女,38 岁,2012 年 1 月 1 日初诊。

主诉:月经 45 天 1 次。腹痛,无血块,大便干,2 日 1 次,手足心凉,出汗。
检查:(2011 年 12 月 10 日)雌二醇:30.3↓;垂体泌乳素:37.4↑;(2012 年 2 月
20 日)雌二醇:38.2↓;垂体泌乳素:26.8;(2012 年 5 月 16 日)雌二醇:71.3,垂
体泌乳素:25.7;(2012 年 7 月 25 日)雌二醇:31.7↓,垂体泌乳素:46.3↑。诊
断:①痛经;②高泌乳素血症;③多囊卵巢。

处方:牡丹皮 10g,栀子 10g,当归 10g,吴茱萸 2g,肉桂 4g,桂枝 10g,炒白芍
10g,麦冬 10g,半夏 6g,陈皮 6g,炒麦芽 5g,枸杞子 15g,墨旱莲 15g,丹参 3g,鸡血
藤 20g,地骨皮 10g,炒扁豆 20g,砂仁 6g。

7 剂,水煎服,每日 1 剂。

2012 年 1 月 20 日二诊:病情好转,上方加玄参 20g,7 剂,水煎服,每日 1 剂。

2012 年 2 月 3 日三诊:手足心凉,大便稀,每日 2 次,口唇生疮。

处方:牡丹皮 10g,栀子 10g,制附子 6g,鸡血藤 20g,丹参 30g,玄参 30g,炒白
术 10g,炒扁豆 20g,桂枝 6g,黄柏 10g,知母 10g,麦冬 10g,薏苡仁 30g,山药 20g,
炒麦芽 50g,巴戟天 25g,炒艾叶 25g,怀牛膝 15g,延胡索 20g。

7 剂,水煎服,每日 1 剂。

2012 年 2 月 10 日四诊:诸证好转,上方加肉桂 20g,墨旱莲 10g,7 剂,水煎
服,每日 1 剂。

2012 年 2 月 17 日五诊:月经今来潮,自汗、烦躁、口舌生疮。查催乳素
(PRL)示:高泌乳素血症。

处方:牡丹皮 10g,栀子 10g,当归 10g,赤芍 10g,柴胡 10g,云茯苓 30g,白术
10g,炙甘草 6g,薄荷 6g,夏枯草 15g,知母 15g,山药 20g,黄柏 10g,莲子 10g,炒麦
芽 50g。

7 剂,水煎服,每日 1 剂。

2012 年 3 月 2 日六诊:上方加白芍 15g,7 剂,水煎服,每日 1 剂。

2012 年 3 月 16 日七诊:服药后上症好转,现无不适。上方去知母、山药、黄
柏、莲子、炒麦芽,加郁金 10g、鳖甲 50g、炙甘草 6g、肉苁蓉 30g,7 剂,水煎服,每

日1剂。

2012年4月8日八诊:手足心热,上方去肉苁蓉,加巴戟天15g、墨旱莲10g、生地黄10g,7剂,水煎服,每日1剂。

2012年4月20日九诊:手足心出汗,上方加山茱萸15g、知母10g,7剂,水煎服,每日1剂。

2012年5月11日十诊:仍手心出汗,服药后不缓解。

处方:当归10g,赤芍15g,柴胡10g,云茯苓30g,白术8g,墨旱莲15g,山茱萸15g,山药20g,怀牛膝15g,炒麦芽30g,炙甘草6g,知母10g,鳖甲6g,白薇10g,夏枯草10g。

7剂,水煎服,每日1剂。

2012年5月20日十一诊:服药后上症好转,恶心,上方去赤芍,加砂仁6g、生地黄20g、熟地黄20g,7剂,水煎服,每日1剂。

2012年6月8日十二诊:手足心基本不出汗,怕冷,经期6天、有血块。

处方:当归10g,生白芍15g,柴胡10g,云茯苓30g,墨旱莲10g,山茱萸10g,山药10g,怀牛膝15g,炒麦芽30g,桂枝10g,黄柏10g,鳖甲6g,夏枯草15g,党参30g,枸杞子10g,五味子10g。

7剂,水煎服,每日1剂。

按:患者中青年女性,月经不调,体内激素紊乱,诊断为痛经、高泌乳素血症、多囊卵巢,患者伴腹痛、便干,多为脾胃虚弱,气虚血瘀,加上脾胃生化营血不足,故见月经推迟。故以活血化瘀、益气养阴、理气健脾为治疗原则,四诊后月经已行。手足心热多为阴虚有热,故在原治疗基础上加以黄柏、鳖甲、知母、白薇等清退虚热,而后痊愈。

月经量少

案 郭某,女,32岁,2009年8月27日初诊。

主诉:月经量少2年。症见:2年前流产2次后,月经量少,乏力,久站腰部肌肉发硬、酸痛,睡眠差,夜间2~4点易醒,久饿后手脚发凉、头晕,脉弦,舌质暗红,苔薄白。检查:上腹正中有一条索状物,叩击痛,中脘(+),胆明(+)。诊断:①月经量少;②胃病;③胆囊炎。

处方:黄芪25g,当归15g,丝瓜络30g,茯神30g,远志15g,炒桃仁10g,炙甘草10g,黄酒1 000g。

5剂,水煎分服,每日1剂。

按:王老师认为月经量少多以肾虚血亏、冲任不调为主要病机,治疗当以调肾益精、养血益气、活血通络为宜,故黄芪、当归以补气养血,丝瓜络、炒桃仁、黄酒以活血通络,服药后疗效较佳。

王旭教授主、辅、保、抗组方用药方法在临床中的应用体会

组方用药是中医药治疗的精髓,组方配伍得当,可以将"药毒"变为效如桴鼓的良药,反之则变成"毒药",小病治大,重病治危,充分体现组方用药方法的重要性。组方自古遵循"君、臣、佐、使"的配伍规律,但随着中医药科技的发展,尤其是对中药药理、毒理研究进一步深入,使君、臣、佐、使配伍方法显得不足。王旭教授在数十年临床实践中,在整体思维辨证论治思想指导下,逐渐创建并形成了以主、辅、保、抗的组方用药方法,代替传统的君、臣、佐、使组方用药方法,长期应用于临床,并形成了独立的理论体系,现介绍如下:

1.主、辅、保、抗组方配伍用药法的形成

君、臣、佐、使组方用药方法,能充分发挥方中药物的效能,避免或缓解组方中的毒副作用,受到历代医家所青睐,遵循这一组方规律。但随着科技的迅速发展,越来越多的技术应用于中医药学,丰富了中国医药学内容,辨证论治方法,从传统的望、闻、问、切四诊发展成为望、闻、问、切、验五诊。随着中药药理和毒理的研究进一步深入,尤其是药物毒性越来越多地被人们重视,使临床辨证论治所遵循传统的君、臣、佐、使组方用药方法已感不足,越来越难以满足临床需求。

长期以来,认为中药源于天然,药性平和,因此安全无毒或不良反应很少,随着部分中药毒性越来越多地被人们认识,中药、中成药有关"中毒"事件在国内外引起了不大不小的"风波",甚至在患者中产生"是药三分毒"的恐慌。传统的君、臣、佐、使配伍方法在中药毒性的对抗及消除都显得难以满足。从不同角度提出要求如何正确组方用药(中药和中成药),正确对待中药的不良反应(毒副作用),尤其是在科学技术快速发展的年代,传统君、臣、佐、使的组方存在一定的局限性。

如何变毒品为良药,这就是中医组方用药,配伍得当、巧妙之所在。反之,配伍不得当,轻者不治病,重则祸害无穷,有经验的医生,不仅医理、病理、药理心明如镜,并能结合病情进行整体辨证,因时、因地、因人制宜地制定治疗法则,根据法则选方用药,而选方用药,全在配伍得当,才能效如桴鼓。数十年的临床体验,在整体思维辨证论治时,为防止发生"是药三分毒"所造成的毒副作用,在遵循君、臣、佐、使传统配伍方法的基础上,结合当今高新技术在生理、病理和中药药理等诸多方面所取得的新成果,王旭教授在传统的配伍基础上做了一些调整和

157

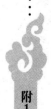

改进,特别对临床工作时间短、经验积累少的青年医生,每当需要处方配伍时做到心中有数,即组方配伍时的思路,应当依次遵循主药→辅药→保药→抗药的配伍规律去思考选药,以此作为"准绳"就不容易偏离方向,也就不容易出现配伍不得当的弊端,减少配伍时的差错,将"是药三分毒"变为治病良药。

在数十年临床实践中,王旭教授在整体思维辨证论治思想指导下,总结以主、辅、保、抗的组方用药方法代替传统的君、臣、佐、使组方用药方法。因主、辅、保、抗组方用药方法,不仅保留传统君(主)、臣(辅)、佐、使组方用药方法的优点,而且结合当今科研成果增有新义。主、辅、保、抗组方用药方法就成为完善君、臣、佐、使组方用药方法的一家之言。

2. 主、辅、保、抗组方配伍用药法的内涵

主药:针对当前主症(矛盾的主要方面)的用药。

辅药:辅助主药发挥对主症强有力的治疗功能的药物。但在选辅助主药的药物时,必须考虑辅药与主药的相须(能增强主药)、相使药(提高主药功效),相杀、相畏药(消除、减轻主药中的毒副作用),特别避免相恶、相反药(降低、消除主药功效,甚至产生毒性或剧毒作用),还应注意避免抗药性的产生等。

保药:当确立主、辅药的同时,还必须做到选择保胃、保肝、保肾和保护神经系统等所谓"保药"。

抗药:当确立主、辅、保药的同时,还必须做到选用抗衰老药所谓"抗药"。特别是体弱、年老、慢性病、多病缠身的患者尤其必要。同时也要看到有些疾病属先天不足和遗传性疾病等,也不例外地需要选用抗衰老药。

3. 主、辅、保、抗组方配伍用药法的运用举隅

用药如用兵,兵不在多,贵在精,用药要"少而精"。这是主辅保抗组方用药重中之重。但在具体运用时应当在整体思维辨证论治思想指导下,提出治疗原则,根据治则确立方药。一定不能脱离整体思维和因时、因地、因人制宜这样一种灵活运用以及药物用量、炮制、服药时间等。否则再好的方、再好的药,也得不到好的治疗效果,甚至适得其反。下面分别介绍主、辅、保、抗在临床具体运用上的方法。

(1)主药:是直接针对主病证的用药。要求针对性强,"中病即止"。不用辅药能够解决问题的坚决不用。用一味主药就可以的,绝不多用第二味药。如元气不固,可用独参汤徐徐频饮,有起死回生之效。故曰:独参汤治心力衰竭大显神功;宿便用番泻叶泡茶,饮服即通,但不可久用,要求"中病即止"。此即主药治大病矣。宋代名医史载之,以一味紫菀治愈了众多太医束手的便秘。李时珍曰:"予年二十时,因感冒、咳嗽已久,且犯戒,逐病骨蒸发热,肤如火燎,每日吐痰碗许,暑热烦渴,寝食俱废,六脉浮洪,遍服柴胡、麦冬、荆防诸药,月余益剧,皆以为必死矣。先君偶思……用片芩一两,水二盅煎一盅,顿服。次日身热尽退而痰嗽皆愈。"总之,主药一味取效,全在整体思维,辨证用药准确无误。

(2)辅药:是辅助主药,并根据主药的多少,达共同治疗主症病痛的一种配伍方法。主药(含用药量)的多少,是依主症决定,少者一味,多则二三味等不同。配用辅药,则依主药品种、多少不同,配选能增强主药(相须药)作用、提高主药功效(相使药)或能消除、减轻主药中的毒副(相杀、相畏药)作用,特别避免配入降低、消除主药功效的,甚至产生毒副(相恶、相反药)作用的药物,同时还应注意避免抗药性的产生等。这样集中力量、针对主症达到单用主药所不能够达到治疗目的者,如张仲景《伤寒论》芍药甘草汤方,由白芍、炙甘草各四两(12g)组成,治伤寒脚挛急,两胫拘挛。其解痉、止痛作用非常明显。白芍为主药,炙甘草为辅药,两药合用,其效显著,甚至效如桴鼓。若单用其中任何一味药,解痉止痛效果,均明显不如二者合用。说明主药与辅药配用不是 1 + 1 = 2,而是 1 + 1 = 3。若细分析,白芍,酸苦微寒,炙甘草,甘温,两者合用,柔肝补脾,益阴养血,缓急止痛。酸与甘,苦微寒与甘温结合,可谓相须、相使,相得益彰。有一女性患者,28 岁,怀孕 1 个月,因宫外孕行手术治疗,术后患者呕吐频作,甚感痛苦。患者平素身体虚弱,又发生出血,面色淡,言语少力,脉象虚弱,虽用止呕止吐西药,没有效果。根据"急则治标,缓则治本"的原则,先治其呕吐,用主药生姜 6 片温胃止呕吐,配辅药红糖性温活血,二者合用增强温胃止呕,让煎煮后频频服之,服后呕吐即止,此即用药稳而准,少而精,主辅药组方配伍之要也。

再如张仲景《伤寒论》和《金匮要略》中用附子的方剂有 37 个,除 8 个丸散膏方剂外,其余 29 个汤剂中有 23 个方剂都配伍生姜、甘草,另外 6 个方剂大多也配伍干姜或大黄。试验证明:附子与干姜、甘草同煎后,毒性显著降低。按所含熟附子片计算,口服四逆汤的毒性较单味附子煎液降低 4.1 倍体现了辅药中的相杀、相畏(消除、减轻主药中的毒副作用);医圣张仲景的芍药甘草汤只两味药,不仅体现主药与辅药配伍得当,而且具有保胃、保肝的作用。这从现代药理研究中被证实。如有的学者研究,以芍药苷与甘草酸合用能阻断刺激膈神经诱发的膈肌痉挛性收缩,也能阻断刺激坐骨神经诱发的腓肠肌痉挛性收缩。并证明二者合用时,芍药苷:甘草酸相当于1:2时协同作用最强,大于 1:1 或 2:1。而当芍药苷与甘草酸分别单独给予时,都无神经 – 肌肉阻断作用。甘草酸或芍甘汤对去极化型神经 – 肌肉阻断药如琥珀酰胆碱酸,有增强作用。这些研究芍药甘草汤的成果与张仲景治"伤寒脚挛急,两胫拘挛"和解痉、止痛作用的机制被现代药理研究证实。此外,芍药甘草汤还寓有保胃、保肝作用。研究证明,芍药、甘草对多种原因引起的肝损伤均有保护作用,并有抗溃疡保护胃的作用。以上临床配伍用药和相关方剂的药理研究充分体现和证明主、辅、保、抗的辨证用药

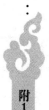

的与时俱进的重要意义。并不意味着用药品种的增加,芍药甘草汤两味药就接近涵盖了主、辅、保、抗用药范围。并根据现代药理研究还扩大了芍药甘草汤新的用药范围,如减慢心律、降低高血糖等。

(3)保药:当选用主药、辅药的同时,也要选择具有保胃、保肝、保肾和保护神经系统等不受损害的药物,特别是对慢性病或多病缠身者。这项要求须在整体思维前提下,不仅将主药、辅药组织好,更不可忽略"保药"的配伍,否则就会犯"顾此失彼"的错误。如"毒药以攻邪,必伤脾胃""毒烈之气,倾损中和",所谓"中和",即中焦脾胃调和之气。所以应用有毒药物,也常常配伍补益脾胃的药物,以减轻其毒副作用。如十枣汤,在用大戟、芫花、甘遂的同时,以红枣十枚煎汤送服,旨在和缓毒性,保护中和之气,即保脾胃矣。医圣张仲景白虎汤中的粳米,小柴胡汤中的生姜、大枣均有保胃和中之意,能减轻毒副作用。

又如患热毒病症,主药、辅药虽然选择得当,未考虑保护脾胃,热毒未清净,已经伤胃,不仅清热解毒之药难以入胃,正常饮食也因此而不能,此乃犯苦寒伐伤脾胃之戒;再如用活血、化瘀、溶栓药,必须注意用量和用药时间长短及"保药"的配合是否得当,否则用量过大,用药时间过长,忽视保药配伍,反易造成出血,甚至大出血等严重后果。所以在组方配伍时,必须重视服药剂量、时间和保药的正确使用。同时亦验证了使用中药应"中病即止",不要过久服用。同时建立辨病症用药注意配伍保药的思想观念,是很有必要的。

(4)抗药:是指组方配伍确立主药、辅药、保药的同时,不要忘记选用抗衰老药,特别是慢性病、多病缠于一身的患者尤其必要。

衰老。"衰"可以使人老,"老"常常是源于衰。衰,有先天和后天之别,也有早衰和晚衰之不同,必须知之,还应知道,人体自身也具有修复和延缓衰老的机制。如何抗衰防老,才是运用抗法之目的。

抗衰老的研究,古今从未间断。当前,各相关学科从不同角度对衰老的研究都取得了可喜的进展。如遗传程序学说(也称遗传基因学说),已取得了一些细胞学和分子生物学的实验依据,并在生物寿命统计学方面得到初步验证认为:"生物成年后,基因组内衰老基因开放,特定的遗传信息按时激活退变过程。这些退变具有组织特异性,反映退变器官特有的分化程序。退变过程逐渐展开,最终导致衰退和死亡。"值得注意的是"生物体内不但有限制寿命的'死亡基因',而且同时存在相反的'死亡抑制基因',并已在线虫和哺乳动物的细胞中得到发现和验证。所以有的学者认为遗传程序可以调整改变,生物钟可以调控,人类最高寿命极限可以突破"。

总之,主、辅、保、抗组方配伍用药法是对君、臣、佐、使用药配伍方法的补充和完善,在临床应用配伍的同时既保留了传统"君、臣、佐、使"组方用药方法的优点,又结合了当今检验、检查、药理研究成果等现代医学的成果,使组方更加完善,为临床辨证用药提供新的思路。

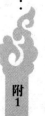

附2：

经纬生息诊治法——
腹诊在炎症性肠病中的运用

"经纬生息诊治法"是王瑞麟老师之经纬生息诊断治疗法的简称，也是其半个多世纪临床采用人体经纬生息系统理论基础上，研究探索独具中医特色，既可作为临床诊断和鉴别诊断的之法，也可作为处方用药（内服和外用）的根据，特别是对针灸、穴位注射、水针疗法的正确选穴和配穴以及注射用药等提供临床应用重要参考依据。这一特色诊治法不仅传承给王氏第七代、第八代，而且也是王瑞麟老师在学院工作中为国家培养了大批高级中医人才和跟师学生及弟子，可谓桃李满天下，社会影响很好。

一、经纬生息诊治法的介绍

经纬生息诊断治疗法是王瑞麟老师半个多世纪临床经验总结，也是继续家学发扬传统经络学说和现代中外相关学术的基础上进一步系统完善形成的一种新的，既可以作为诊断和鉴别诊断的依据，又可以作为对躯体内外部疾病的辨病证型，分证型论治用药的依据。因为"躯体外病症，显于外而源于内，躯体内病症，本于内必显于外"的整体思想指导下探索、研究，逐步发展形成的一种系统完整的经纬生息诊断治疗法。经纬生息诊断治疗法，是以躯体内外经络、脏腑、气血和解剖组织、生理、病理相结合为基础，并根据阴阳五行和"正气存内，邪不可干""邪之所凑，其气必虚"和"最虚之处，便是容邪之地"的理论为根据，将反应于躯体内、外的生命信息，并有其规律性地从宏观与微观，古今纵横，集中外之成果，结合病因病机，运用辨病分证型论治相结合、多种手法和新技术，将反应于人体内外的各种生命信息，按照经（络）、纬、区、穴、点以及特点部位的敏感反应系统等，进行归纳分析最后做出诊断和采取相应的治疗措施，称经纬生息诊断治疗法。

二、腹诊在炎症性肠病诊治中的运用

这里根据王瑞麟老师经纬生息诊断治疗法腹诊在炎症性肠病的临床运用，正如《灵枢·本脏第四十七》所说："视其外应，以知其内脏，则知所病矣。"这对临床诊断和鉴别诊断都有重要意义和参考价值。

经纬生息诊断治疗法能全面了解内在脏腑有无异常反应。根据反应可以做出常见病症，如胃炎、胆囊炎、附件炎等相关疾病的诊断参考。作为临床诊断与鉴别的依据，如腹部皮肤温度差异，不同部位阳性反应物，叩击时的反应与所在

部位等。

常用经穴阳性反应,如中脘、脘1、脘2、天枢、归来、胆明穴等可因部位不同提示胃、肠、肝、胆、胰器官疾病等。

三、腹诊经穴阳性反应临床意义简析

1. 上腹正中线阳性反应物

是指剑突下→肚脐,正中部所出现的异常征象和患者自己感知的异常情况,如表现形态、大小、多少、质地不相同,而有形和质地者,称此为阳性反应物。反之,如触痛、酸困、胀、走串,或按之舒服感者,均属阳性反应。一般情况下,阳性反应物形态大、数量多、质地硬者,多患病时间长,反之时间短,而阳性反应中,如触痛,多提示炎症性,并随疼痛程度的增强,预示病情加重或发展,告诉医生应动态观察病情,及时治疗,如按之隐痛,多属慢性、久病,或触之有舒服感者,见于慢性、虚弱患者等。

2. 走串指向感觉

腹部触诊,特别是触诊经穴的时候,指感有阳性反应物,或阳性反应,或同时出现走串不同的方向感觉时,我们称走串指向感觉。这是因为它所走串方向,具有提醒检查医生,所走串的部位也应考虑有异常的可能性。

3. 经穴的反应

经穴涉及经络、脏腑等,这里仅介绍临床腹诊常用穴。

(1) 中脘穴:属奇经八脉中任脉穴。也是足阳明胃的募穴、手太阳小肠、手少阳三焦经的交会穴,在脐上4寸处,内与胃相应。

触诊局部有疼痛,常见于胃炎、胃痛、胃溃疡,克罗恩病等。若触痛此经穴的同时,如向下方走串到中极穴区域,可考虑子宫内膜炎、盆腔炎、向上,或左上方走串,可见于胃气上逆、胆囊疾病,若右少腹走串,注意回盲区疾病等。

治疗:消化不良,急性、慢性胃炎,萎缩性胃炎,胃、十二指肠球部溃疡,便秘,腹泻,痢疾,失眠,胃痛,呕吐,吞酸,嗳气,胃胀,胃下垂,小肠克罗恩病等。

(2) 脘1穴:是经验穴,在中脘穴左旁开0.15寸处,此处出现阳性反应物,或触压痛或叩击痛时,提示胃病、胃中炎症性病变等。

(3) 脘2穴:是经验穴,在中脘穴右旁开0.15寸处,此处出现阳性反应物,或触压痛时,提示十二指肠病变,如十二指肠炎,或十二指肠溃疡,若疼痛向上方走串,应注意胃和胆炎症性病变可能,注意与十二指肠炎、克罗恩病鉴别。

(4) 上脘穴:属奇经八脉中的任脉穴。在脐上5寸处,正当胃的上口,故又名胃脘。

此处出现阳性反应物,或触压痛,提示胃和胃的上口区病变。

治疗:饮食不化,胃痛,纳呆,胃炎,胃扩张,胃痉挛,慢性肠炎。

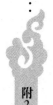

（5）天枢穴：属足阳明胃经穴，为大肠之募穴。在脐旁开2寸处。

此处出现阳性反应物，或触压或叩击痛时，提示大肠或炎症疾病，叩击鼓音时为胀气，多见于炎症性肠病，便秘，肠道有阻塞性病，出现压痛向腰部放射，多见于腰大肌痛，炎症性肠病也可引起腰痛。

治疗：炎症性肠病，腹痛，腹泻，肠胀气，痢疾，便秘，呕吐。

（6）大横穴：属足太阴脾经穴。在脐旁开4寸处。

此处出现阳性反应物，或触压或叩击痛时，提示大肠或炎症疾病，叩击鼓音时为胀气，多见于炎症性肠病，便秘，肠道有阻塞性病。

治疗：炎症性肠病，腹痛，腹泻，肠胀气，痢疾，便秘，呕吐。

（7）归来穴：属足阳明胃经穴。在下腹部，脐中下4寸，前正中线旁开2寸处。归来，位于下焦，有纳气归原功能，故名归来。

此处出现阳性反应物，或触压或叩击痛时，提示附件（女）、输尿管疾病。若疼痛向下方走串，应注乙状结肠、直肠炎症性肠病病变可能。

治疗：小腹疼痛，疝气，睾丸肿痛，遗精，阴茎中痛，睾丸炎，月经不调，白带过多，子宫脱垂，经闭，阴挺，带下，阴冷肿痛。

（8）中极穴：属奇经八脉中的任脉穴。在下腹正中线，脐中下4寸。因居人体中央，故名中极。

内为胞宫、精室，又与直肠、子宫、膀胱相邻。此处出现阳性反应物，或触压或叩击痛时，应注意三者之间鉴别，若疼痛向左下方走串，应注意乙状结肠、直肠炎症性肠病病变可能。

治疗：乙状结肠、直肠炎症性肠病，直肠内套，遗精，遗尿，淋病，小便不通，小便频数，小腹疼痛，月经不调，经闭，崩漏，带下，阴挺（子宫脱垂），阴痒，产后恶露不止，胞衣不下。

（9）降输穴：属经验穴。在右大横穴正下方1寸外，因居降结肠部位，有向下传输功能，而得名。

此处出现阳性反应物，或触压或叩击痛时，多见于降结肠疾病。如降结肠炎症性肠病等。若疼痛向下方走串，应注意乙状结肠、直肠炎症性肠病病变可能。

治疗：腹泻，腹痛，左半结肠炎症性肠病等。

（10）升输穴：属经验穴。在左侧大横穴正下方1寸处，因居升结肠部位，有向上远端传输功能，而得名。

此处出现阳性反应物，或触压或叩击痛时，多见于升结肠疾病。如升结肠炎症性肠病等。若疼痛向下方走串，应注意回盲部炎症性肠病病变，特别是大肠克罗恩病的可能性与鉴别。

（11）胆明穴：属经验穴，在右乳头正下方至胁下沿1寸处，当让患者吸气时医者手指触及胆囊痛,即提示胆囊炎症,故称胆明。

此处出现阳性反应物,或触压或叩击痛时,除提示肝胆疾病,若疼痛向下方走串,应注意胃部病变。

治疗:肝胆和胃部疾病。

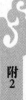